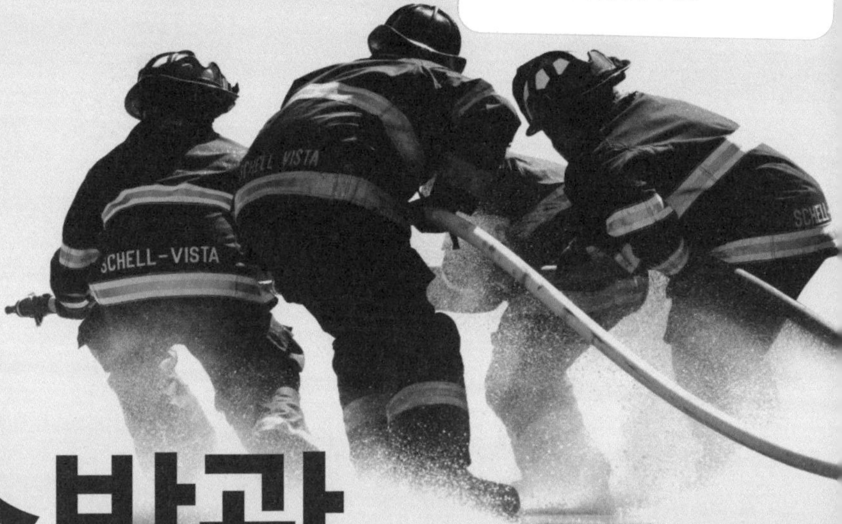

소방관을 위한
셀프 통증관리법 박주형 외 지음
Self-care Tips

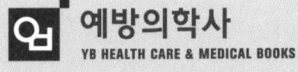
예방의학사
YB HEALTH CARE & MEDICAL BOOKS

초판 1쇄 인쇄 / 2019년 3월 1일
재판 1쇄 인쇄 / 2020년 3월 2일

저　　자 : 박주형, 김명건, 김보성, 김성원, 문성용, 백형진, 유익선, 이준화, 임효빈, 최승준
그　　림 : 백형진
모　　델 : 채종영
감　　수 : 김보성

발 행 처 : 예방의학사
문 의 처 : 010-4439-3169
이 메 일 : prehabex@naver.com

인쇄·편집 : 금강기획인쇄 (02-2266-6750)

I S B N : 979-11-89807-23-8
가　　격 : 12,000원

※ 저자와의 협의에 의해 인지를 생략합니다.
※ 이 책은 저작권법에 의해 보호를 받는 저작물이므로 동영상 제작 및 무단전제와 복제를 금합니다.
※ 잘못된 책은 구입하신 서점에서 교환해 드립니다.

이 도서의 국립중앙도서관 출판예정도서목록(CIP)은 서지정보유통지원시스템 홈페이지(http://seoji.nl.go.kr)와 국가자료종합목록 구축시스템(http://kolis-net.nl.go.kr)에서 이용하실 수 있습니다. (CIP제어번호 : CIP2020007209)

저자 소개

대표저자

박주형
- (주)BM 대표이사
- 서울시립대학교 스포츠과학 외래교수
- 국민대학교 평생교육원 재활필라테스&요가 지도교수
- 경희대학교 체육대학원 스포츠의학 박사과정
- 국제재활코어필라테스협회 협회장
- '소방관을 위한 셀프 통증관리법' 대표저자
- 'PMA-NCPT 합격공식' 공동저자 외 다수
- '오버커밍 그라비티' 대표역자
- '부상예방을 위한 프리햅 운동법' 공동역자
- '과학적인 근력운동과 보디빌딩' 공동역자

공동저자

김명건
- (주)BM 필라테스사업부 총괄이사
- 아텍스 테이핑 마스터트레이너
- '체대입시 솔루션' 대표저자

김보성
- 예방의학사 공동대표
- 'MPS 근육학 쉽게 공부하기' 대표저자
- '오부상예방을 위한 프리햅 운동법' 공동역자 외 다수

김성원
- 비엠필라테스 삼송점 대표
- '필라테스 지도자와 교습생을 위한 교과서 2' 공동저자 외 다수
- '오버커밍 그라비티' 공동역자 외 다수

문성용
- 비엠필라테스 당산/문래점 지역장
- 상주시청 사이클팀 의무트레이너
- 서울소방재난본부 부상예방 강사

백형진
- 대한예방운동협회 협회장
- 국민대학교 평생교육원 헬스케어 지도교수
- KBS 스포츠예술과학원 재활스포츠 총괄지도교수

유익선
- 한국체육대학교 대학원 스포츠재활 석사과정
- 비엠필라테스 여의도점 지점장
- '트레이너가 알아야 할 101가지' 공동저자 외 다수

이준화
- (주)BM 교육사업부 총괄이사
- '골프트레이너 가이드' 대표저자
- 국민대학교 평생교육원 재활필라테스&요가 외래교수

임효빈
- (주)BM 영업사업부 총괄이사
- 플린스튜디오 대표
- 시오디자인 대표

최승준
- 단국대학교 운동처방재활학 전공
- 전국 아마추어&프로 축구선수 컨디셔닝 트레이너
- 'Anatomy of Golf' 공동역자

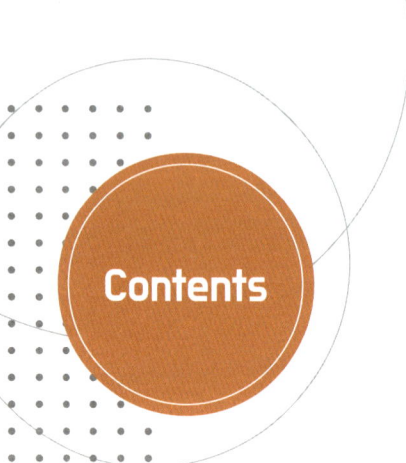

Contents

1. 소방관의 근골격계 통증의 발생 원인과 해결법

2. 소방관, 구조대원, 구급대원의 대표적인 움직임과 분석

3. 소방관에게 발생할 수 있는 대표적인 근골격질환 셀프케어
   · 흉곽출구 증후군
   · 허리통증
   · 목 디스크와 거북목
   · 어깨충돌 증후군
   · 손목터널 증후군
   · 테니스 엘보(외측상과염)
   · 골프 엘보(내측상과염)
   · 라운드숄더
   · 슬개 대퇴 동통증후군
   · 족저근막염

4. 소방관을 위한 셀프예방운동법
   · 허리통증에 좋은 예방운동 프로그램
   · 목, 어깨에 좋은 예방운동 프로그램

5. 부록

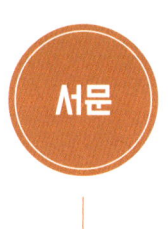

서문

소방관은 극한의 업무 환경 속에서 반복되는 동작으로 다양한 근골격질환에 노출되어 있으며, 발생한 통증에 대해 제대로 대처할 수 없는 상황에 놓여 있습니다.

이 책을 통해 매일 고생한 몸을 스스로 관리하여 통증에서 벗어나고, 구급/구조/소방/사무 업무를 보다 나은 컨디션으로 진행할 수 있기를 하는 바람입니다.

전문적인 지식이 없더라도 쉽게 적용할 수 있도록 케이스로 구분하여 내용을 정리해두었으므로 정독보다는 필요에 따라 특정 부분만 읽으셔도 됩니다.

항상 저희의 안전을 위해 힘써 주셔서 감사합니다.

대표저자 **박주형**

01

소방관의 근골격계 통증의
발생 원인과 해결법

Chapter 01

소방관의 근골격계 통증의 원인과 해결법

근골격계질환이란?

현대인의 근골격계는 잘못된 자세, 습관, 과사용, 스트레스(육체적, 심리적), 외상 등에 의해 경직, 단축 또는 부정렬이 유발될 수 있으며, 이로 인해 통증과 운동 제한 등이 발생한다.

이러한 문제를 해결하기 위해 질환에 대한 기본적인 이해와 이에 따른 체계화된 운동 및 관리법이 적용되어야 자세와 체형 및 통증을 개선하고 증상을 호전시킬 수 있다.

이 책에서는 소방관이 가지고 있는 대표적인 통증인 1. 흉곽출구 증후군(목,팔저림), 2.허리통증, 3.목 통증, 4.어깨충돌증후군, 5.손목터널증후군, 6.테니스, 골퍼스 엘보(팔꿈치 통증), 7. 라운드숄더(굽은체형), 8.슬개대퇴동통증후군(무릎통증), 9.족저근막염과 근육별 통증 유발점, 양상별 증상에 대한 정보를 제공하고 문제해결 방법을 제시한다.

가벼운 질환과 불편감은 기본적인 셀프 마사지와 운동으로 예방할 수 있다. 또한 통증도 감소시킬 수 있으며 균형적인 체형과 자세를 만들 수 있다.

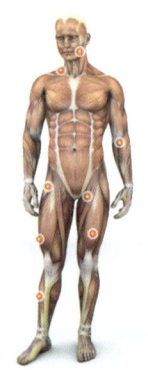
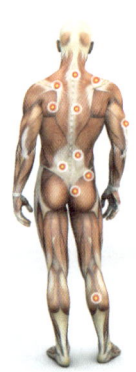
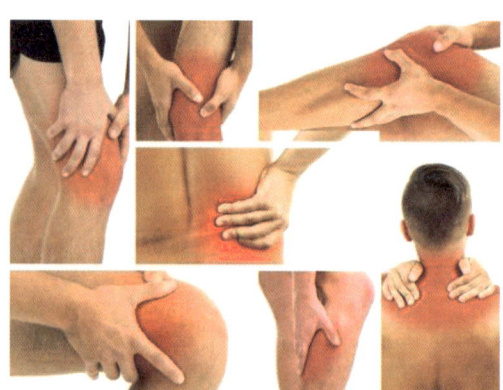

Chapter 01

소방관의 근골격계 통증의 원인과 해결법

소방관의 움직임을 보면 통증이 생길 수 밖에 없다?

소방관의 업무를 이해하면 통증이 생기는 이유를 알 수 있다. 고중량의 장비를 다루어야 하고, 무거운 들것을 바닥에서 들어 올리고, 불편한 자세에서 CPR을 시도하는 등 극한 상황 속에서의 업무이다 보니 근육과 관절이 무리할 수밖에 없다.

 휴식을 충분히 취하더라도 반복적인 자세에 의해 손상당한 근육과 관절은 제대로된 회복을 할 수 없으며, 시간이 지날수록 악화된다.
제대로된 휴식을 취하기 위해서는 회복을 도울 수 있는 방법을 찾아야 하며, 바로 뒷장에 소개될 Self-Care이다.

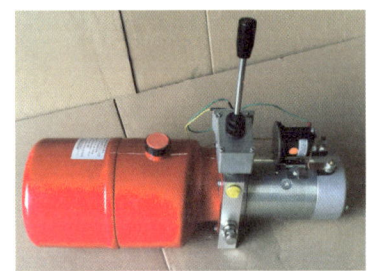
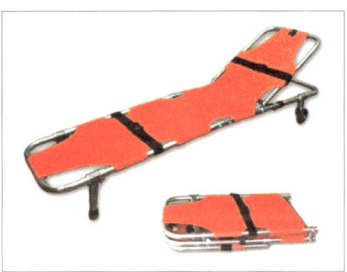

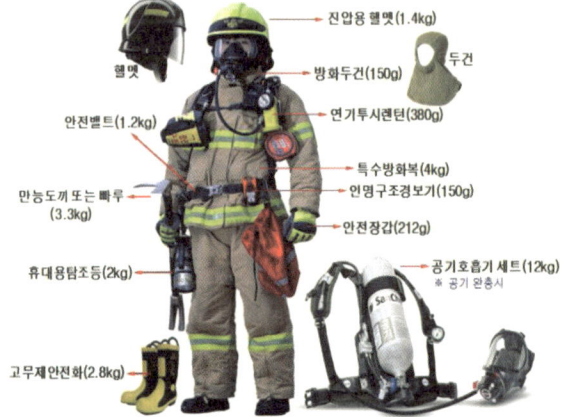

소방관의 근골격계 통증의 원인과 해결법

셀프케어(Self-care)란?

'자가 돌봄'의 뜻으로 스스로 몸을 관리하고, 질병과 부상 예방을 하는 것이다. 부상치료와 건강을 위해 병원을 가거나 운동을 배우는 것도 좋지만 평생 할 수는 없다. 결국 지속적인 관리가 핵심이므로 스스로 본인의 몸에 귀기울이고 노력해야만 통증에서 자유롭고 질병과 부상을 예방할 수 있다.

소방관의 경우 업무 특성상 격한 신체활동을 많이 할 수 밖에 없어 셀프케어가 더욱 더 필요하다. 소방관 8525명을 대상으로 실시한 '소방공무원의 인권상황 실태조사(2015년)'에 따르면 10명중 4명의 소방관은 통증과 디스크를 가지고 있다고 한다.

병원에서 치료를 받고 나아지면 다행이지만 치료 후에도 '그때 뿐이고 다시 아프다'라는 반응이 일반적이며, 심지어 병원에 가도 통증은 있으나 검사상 문제가 없는 경우도 많다.

모든 것을 남에게 의존하고 맡길 수 없으므로 우리는 스스로 셀프케어를 해야만 하는데, 히포크라테스는 '모든 이들의 내면에는 의사가 살고 있으며, 우리는 단지 그의 직업을 도울 뿐'이라고 했다. 우리 몸에는 내면의 의사인 자연치유 능력이 있다. 건강을 회복시켜주는 자연치유력을 극대화하기 위한 방법이 필요하고, 그것이 이 책에서 다룰 셀프케어이다.

Chapter 01

소방관의 근골격계 통증의 원인과 해결법

통증유발점(Trigger Point : T.P)이란?

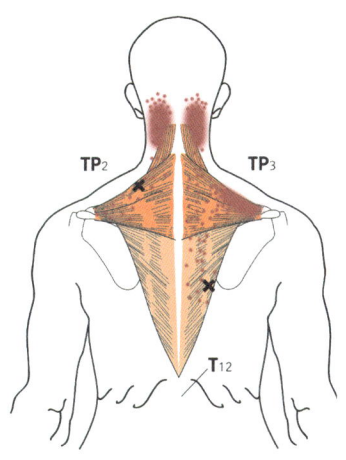

통증유발점(TP)은 단단하고 통증이 발생하는 근육에 위치하는 단단한 점으로 압력에 매우 민감하고 신체의 다른 부위에 증상(통증)을 가져온다. TP는 신체의 근육, 근막, 골막, 인대, 피부 등을 포함한 모든 연부조직에 위치할 수 있다.

해당 부위에 압력을 가하면 국소적으로 압통을 나타내는 "과민 반응점(hyperirritable spot)"이 있고,
해당 부위의 문제가 주변으로 퍼지는 "연관통(Referred pain)"이 있다.

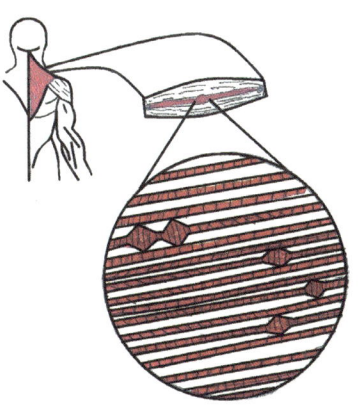

11

Chapter 01

소방관의 근골격계 통증의 원인과 해결법

통증유발점 (Trigger Point)의 분류

통증유발점(T.P)이란 Trigger(방아쇠) + point (지점)을 합친 합성어로 방아쇠를 당기면 총알이 발사되고 그 총알이 표적에 맞으면 시작점(총)에선 통증이 없지만 맞은 부위가 구멍이 더 크고 아픈 것처럼 통증이 퍼지는 원인 되는 지점을 말한다.

그러므로 주로 근육의 부착점(뼈에 붙은 근육의 말단)에 많이 형성되며, 신체의 말단보다는 스트레스가 가장 강하게 발생하는 신체 중심부위에 누적된 손상이 많다.

누적된 손상이 한계치를 넘게 되면 통증이 발생하는데 이를 활동성(Active) T.P라고 분류하고 '문제가 발생해서 폭탄이 터졌다.'라고 표현한다.
잠재성(Latent) T.P는 아직 한계점을 넘지 않아 통증이 발생하지는 않지만 적절한 관리가 없다면 결국 활동성 T.P로 발전하게 되며, 압력이 가해지면 통증이 유발되고, 없으면 숨어 있으므로 흔히 지뢰나 시한폭탄에 비유한다.

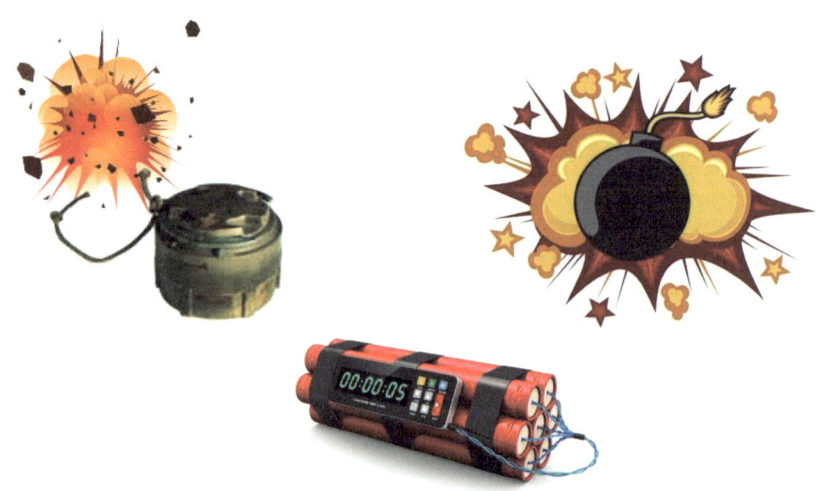

Chapter 01 소방관의 근골격계 통증의 원인과 해결법

통증유발점 (Trigger Point) 의 종류

1차성 T.P (급성)
직접적인 외상, 교통사고와 같은 타박상,나쁜 자세, 과로 등의 자극에 의한 손상을 말한다.

연관성 T.P
문제가 발생하여 만들어진 T.P가 통증을 다른 부위로 방사할 때 지속적인 관리가 되지 않고 방치될 경우방사된 지역에 통증과 새로운 T.P가 생기는 것을 말한다.

2차성 T.P
1차성 T.P가 발생한 근육이 적절하게 사용되지 못했을 때 다른 근육이 보상작용을 하게 된다. 이 때 보상 작용을 지속적으로 하는 근육에 누적손상이 발생하게 되고 이 때 새로운 T.P가 생기는 것을 말한다.

만성 T.P
반복된 습관, 지속적인 나쁜 자세, 영양 불균형, 정신적, 육체적 스트레스, 추위 등의 외부인자 및 내부인자에 의해 근육의 비정상적인 긴장과 피로가 발생하고, 이로 인해 만성적으로 형성된 T.P를 말한다.

Chapter 01 소방관의 근골격계 통증의 원인과 해결법

셀프케어의 이점에는 어떤 것들이 있을까?

1. 근육 및 체형 불균형의 교정
근막과 근육의 장력에 의해 체형이 결정되는데 과도한 긴장은 근육의 단축을 만들고 체형 불균형의 원인을 제공한다.

2. 관절 가동범위의 증가
잘못된 움직임의 반복으로 근육의 긴장된 띠를 형성하게 되고 이로 인해 유연성 및 관절의 가동범위가 감소하는데 이를 효과적으로 개선할 수 있다.

3. 통증의 손상 후 회복 촉진
셀프케어를 하면 근육의 긴장과 통증이 감소되며 혈액 순환 개선으로 회복을 촉진한다.

4. 관절에 가해지는 스트레스의 감소
관절에 가해지는 손상과 문제가 비정상적인 움직임을 만들고, 이로 인해 만성적인 관절 통증과 과부하가 생기는데 이를 효과적으로 개선할 수 있다.

5. 근육 내의 길이 회복으로 인한 내적 긴장 감소
손상된 근육은 더 심한 손상을 막기 위하여 수축 반응이 일어난다. 지속적인 근육 긴장은 스트레스와 염증 반응을 일으켜 상태를 악화시키기 때문에 꾸준한 셀프케어를 통해 이러한 문제를 감소시킬 수 있다.

Chapter 01 소방관의 근골격계 통증의 원인과 해결법

셀프케어 적용 방법 가이드

1. 근육 내의 문제점(콩 처럼 잡히는 것,TP)가 있는 곳에 셀프케어 도구를 올려놓고 압력과 함께 비벼준다.

2. 느린 속도로 10~20회 정도 문제 근육에 가벼운 압력과 함께 롤링한다.

3. 본 운동(본 업무) 전-후에 실행하는 것이 좋으며, 격한 활동을 하지 않는 날 수행하는 것이 회복에 더 좋다.

4. 어느 정도 강도에 적응한다면 압력의 강도를 증가시킨다.

5. 셀프케어 실행 후에 정적 상태에서 해당 근육의 스트레칭을 적용하게 된다면 유연성 향상에 더 많은 도움이 된다.

6. 셀프케어 후 통증이 줄어들지 않고 날카로운 통증으로 변하거나 멍이 들고 붓는다면 마사지를 멈추고 얼음찜질을 하는 것이 좋다.

7. 셀프케어 후 24~36시간 내에 통증 반응이 점점 감소하는 것이 정상이다. 이를 근육통으로 인식하는 경우가 많은데 몸살처럼 아프거나 뻐근하게 아픈 느낌은 자연스럽게 해결되는 과정이자 반응이다.

Chapter 01 소방관의 근골격계 통증의 원인과 해결법

유의사항 및 금기증

악성종양	출혈성 장애
골다공증	갑상선 비대
골수염(뼈 조직의 감염)	습진 또는 다른 피부질환
정맥염(피하 정맥의 감염)	과민한 피부 상태
세포염(연부조직의 감염)	열린 상처
급성 류마티즘 관절염	골절이 회복 중인 상태
혈병	폐쇄성 부종
동맥류	진행된 당뇨병
항응고요법치료	혈종, 전신성 또는 국소 감염
점액낭염	발열 상태
봉합 부위	진행된 퇴행성 변화
울혈성 심장 기능 상실	장기 기능 상실

02

소방관, 구조대원, 구급대원의 대표적인 움직임과 분석

Chapter 02

소방관, 구조대원, 구급대원의 대표적인 움직임과 분석

〈소방관〉

소방관은 27kg에 달하는 장비를 들고 계단을 오르내리거나 이동해야 하는 일이 많고, 그 하중을 척추와 어깨가 고스란히 받게 된다.

초기에는 하중을 근육과 관절이 잘 버티지만 시간이 지나고 부하가 누적되면서 근육과 관절은 힘을 잃는다. 그 결과 점점 디스크에 작용하는 압력이 증가하고 추간판 탈출증(디스크)이 발생하는 경우가 흔하다.

고려대 보건정책관리학부 김승섭 교수 등이 소방관 8,525명을 대상으로 실시한 '소방공무원의 인권상황
실태조사(2015년)'에 따르면 디스크 진단을 받은 소방공무원이 전체의 39.5%(3,025명)에 달했다.

이처럼 현장에서 화재진압 임무를 맡은 소방관은 디스크에 쉽게 노출되어 있으므로 지속적으로 피곤해지는 어깨, 목, 허리 근육의 셀프케어가 반드시 필요하다.

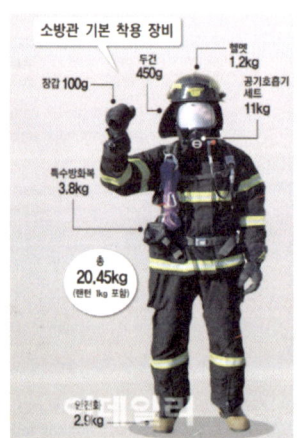
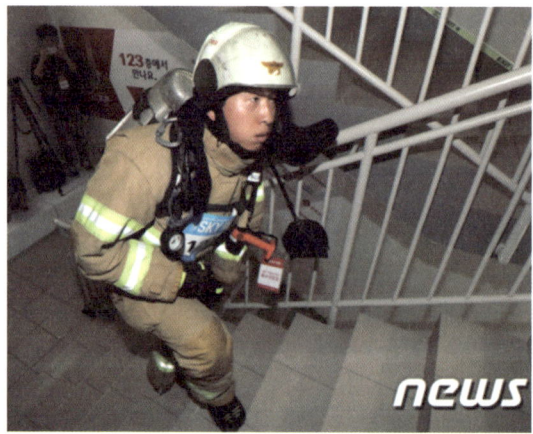

Chapter 02

소방관, 구조대원, 구급대원의 대표적인 움직임과 분석

〈구조대원〉

구조대원의 경우 30kg에 달하는 유압스프레다를 이용하여 구조활동을 펼치고 망치와 같은 장비를 이용하여 실제로 타격하기 때문에 어깨, 손목, 팔꿈치에 작고 미세한 손상을 반복적으로 받는다.

손목, 팔꿈치, 어깨는 초기에 간헐적인 시큰거림과 회복을 반복하다가 나중에는 고질적인 만성 통증이 생기는 경우가 다반사이다.

소방공무원들이 가장 통증을 많이 느꼈던 신체 부위로는 허리(64.9%), 어깨(50.5%), 목(40.4%)이 꼽혔다.

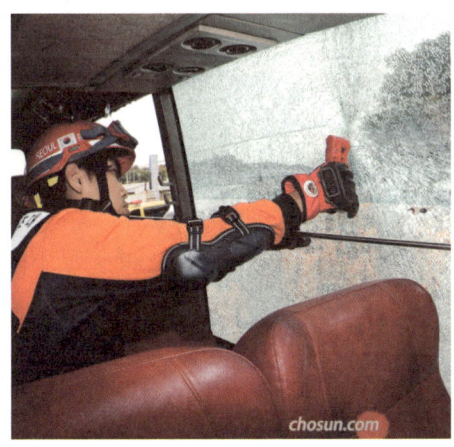
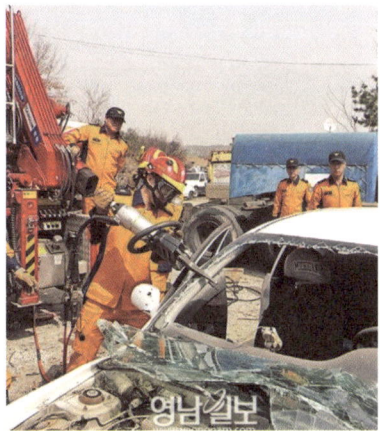

Chapter 02

소방관, 구조대원, 구급대원의 대표적인 움직임과 분석

〈구급대원〉

구급대원의 경우 좁은 앰뷸런스에서 부적절한 자세로 CPR을 진행해야 하는 상황과 의식이 없어 늘어진 환자를 들것으로 옮겨야 하는 상황에서 많은 부상이 생길 수 밖에 없다.

부적절한 자세로 CPR을 할 경우 어깨와 허리에, 들것을 이용하여 환자를 옮길 때는 허리와 무릎에 큰 무리가 갈 수 있다.

특히 허리를 구부린 상태로 들것을 들 때 추간판 탈출증(디스크)에 노출될 확률이 가장 높다.
추간판 탈출증은 대부분 허리를 굽힌 상태에서 발생한다.

CPR을 할 때 허리와 어깨의 위치가 잘 맞지 않으면 어깨 전면부 통증이 발생하기 쉽다. 특히 라운드숄더(어깨가 앞으로 말린 체형)인 사람이 CPR을 부적절한 자세에서 시행하면 어깨 전면부 통증이 발생하기 쉽다.

허리와 어깨 부상을 예방하기 위해 지속적인 사전관리가 필요하다.

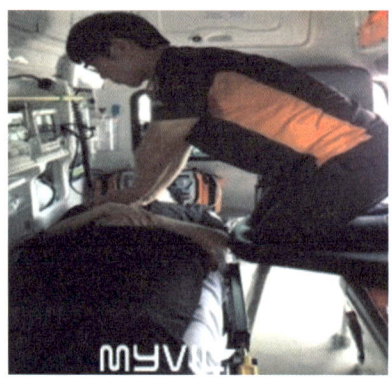
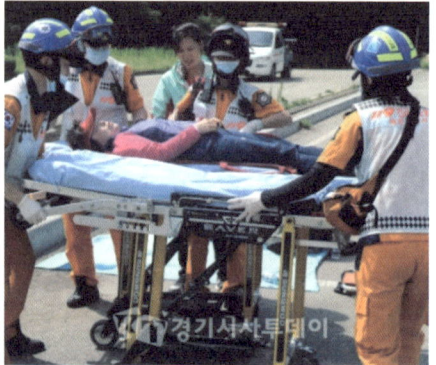

소방관에게 발생할 수 있는 대표적인 근골격질환 셀프케어

- 흉곽출구 증후군
- 허리통증
- 목 디스크와 거북목
- 어깨충돌 증후군
- 손목터널 증후군
- 테니스 엘보(외측상과염)
- 골프 엘보(내측상과염)
- 라운드숄더
- 슬개 대퇴 동통증후군
- 족저근막염

Chapter 03

소방관에게 발생할 수 있는 대표적인 근골격질환 셀프케어

흉곽출구 증후군
Thoracic outlet syndrome

1. 증상

전체의 약 70%는 어깨나 팔의 통증을 호소하는 증상을 보인다. 팔을 위로 들어 올리면 증상이 감소되기도 하며 신경이 압박될 때에는 팔의 안쪽에 둔한 통증이나 저림과 같은 감각 이상 증상도 나타난다. 공통적으로 감각 저하와 근육의 약화나 위축이 보인다. 혈관이 압박될 때에는 통증 부위가 모호하고 가득 찬 느낌 또는 저림을 호소한다. 또한 손의 부종, 온도의 변화를 볼 수 있다.

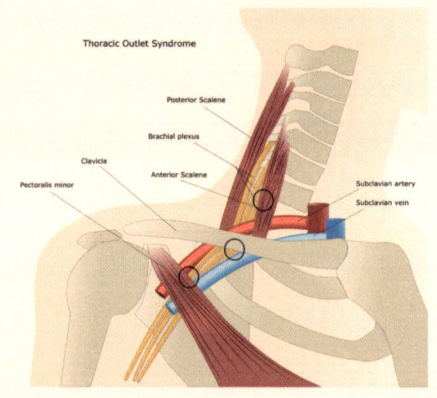

2. 정의

상완신경총(上腕神經叢)을 형성하는 제 4목뼈부터 제 1등뼈의 신경근과 종격동(mediastinum, 가슴의 중간 양쪽 폐의 사이에 있는 공간)으로부터 나오는 쇄골하 혈관은 제1늑골과 쇄골 및 날개뼈 상연이 형성하는 삼각공간을 지나간다. 이 삼각 부위를 흉곽출구라고 하며 흉곽출구 부위에 지나가는 신경과 혈관이 여러 가지 원인에 의해 압박되어 나타나는 증상을 흉곽출구증후군이라고 한다.

3. 원인

흉곽출구증후군은 잘못된 자세로 인해 발생하는 경우가 많다. 어깨는 떨어뜨리고 고개가 앞으로 쳐진 자세를 오래 유지하면 발생할 수 있다. 또한, 무거운 짐이나 가방을 오래 들어 어깨와 목에 과부하가 올 경우에도 발생할 수 있다. 직업적으로 머리 위로 손을 들어올리는 동작을 반복하는 경우에도 발생할 수 있다. 그리고 교통사고로 편타성 손상(whiplash injury)을 입을 경우에도 경부와 어깨 근육이 단축하여 발생할 수도 있다.

Chapter 03
소방관에게 발생할 수 있는 대표적인 근골격질환 셀프케어

사각근
Scalene

사각근 문제시 흔한 증상
1. 가슴과 상지, 날개뼈 안쪽(내측연) 까지 통증이 방사된다.
2. 어깨 전면부와 팔의 외측, 전완근의 외측, 엄지, 검지 손가락까지 통증이 방사된다.
3. 사각근 문제시 팔에 힘이 잘 안들어가고 저리며 뻣뻣해진다.
4. 흉곽출구증후군과 연관되며 잘못된 자세와 호흡에 영향을 미친다.

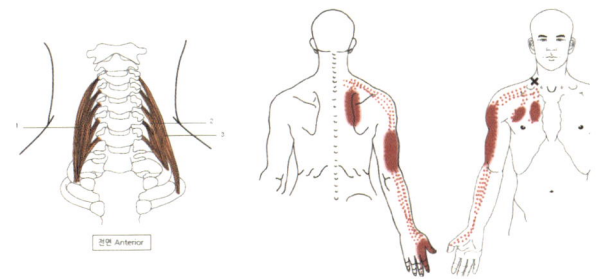

목 디스크와 사각근 증후군은 연관성이 깊다. 사각근 증후군은 목에 부착된 사각근의 과도한 경직 때문에 생기는 것으로, 사각근 주변을 지나 팔로가는 신경이 눌리면서 발생한다. 고개를 들어 사각근을 스트레칭 후 가볍게 볼을 이용해 문질러 준다. 깊은 곳을 풀 때는 적용 부위와 턱을 가깝게 붙이고 문질러 주어야한다.

Tip 사각근 아래로 신경이 지나가기 때문에 무리하게 문지르면 오히려 팔저림 증상이 심해 질 수 있으니 조심해야 한다.

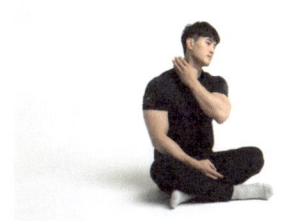 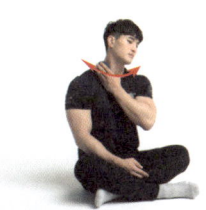

Chapter 03 소방관에게 발생할 수 있는 대표적인 근골격질환 셀프케어

① 폼롤러를 사선 방향으로 목 전면에 놓고 엎드린다.
② 턱을 살짝 들어 올리고 폼롤러를 사선으로 내린다.
③ 머리와 몸의 정렬을 유지한 상태로 턱을 움직인다.
④ 목 주름의 근육을 마사지 하듯이 풀어준다.

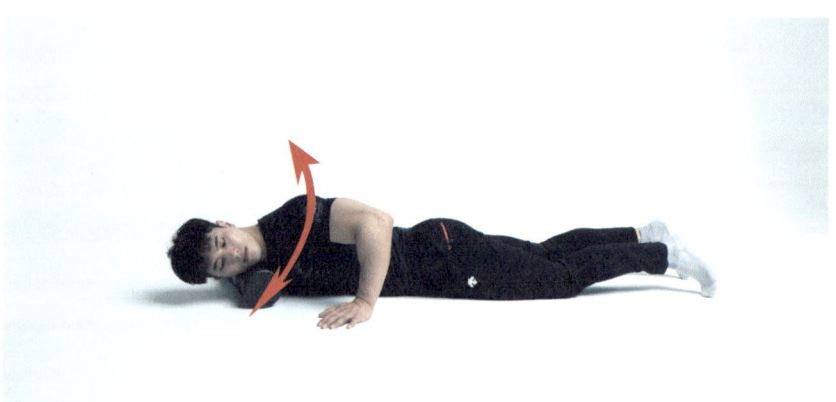

Chapter 03

소방관에게 발생할 수 있는 대표적인 근골격질환 셀프케어

소흉근 · 쇄골하근
Pectoralis Minor, Subclavius

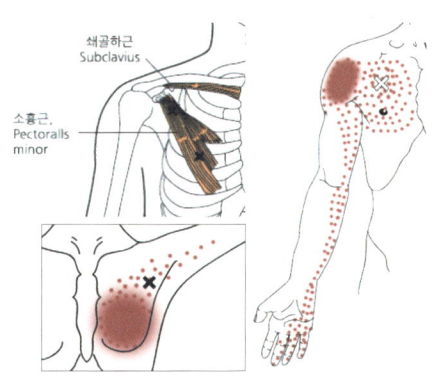

소흉근, 쇄골하근 문제시 흔한 증상
1. 심한 기침발작시 통증이 악화된다.
2. 전삼각근 부위에 강한 통증을 방사한다.
3. 오훼돌기 촉진시 통증을 호소한다.
4. 라운드숄더 체형에서 통증 발생이 현저하다.
5. 쇄골 아래부터 새끼~중지 손가락까지 통증을 방사한다.

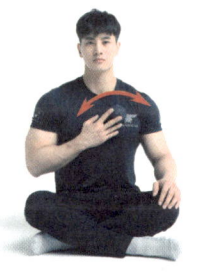
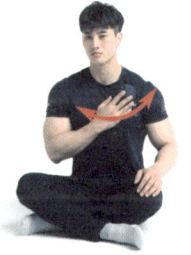
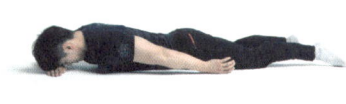

어깨 전면, 가슴 전체, 팔 안쪽 부위에 통증을 호소하는데 팔을 어깨 높이에서 전상방으로 또는 후방으로 뻗을 때 통증이 심해진다. 소흉근이 짧아지면서 신경과 혈관 압박 증상이 나타난다.(액와동맥 → 상완동맥 → 요골동맥) 소흉근의 결방항에 따라 가볍게 마사지볼을 이용해 문질러 준다.

Tip 쇄골 안쪽에 홈이 있고 물이 고인다는 "쇄골 미인"은 잘못된 체형의 예시로 볼 수 있다. 쇄골이 도드라지는 것은 쇄골하근의 단축으로 쇄골이 회전했을 때의 형상이기 때문이다.

Chapter 03 소방관에게 발생할 수 있는 대표적인 근골격질환 셀프케어

허리통증
Low back Pain

허리통증은 환자가 병원을 방문하는 주요 원인 증상 중에서 다섯 번째를 차지할 정도로 매우 흔한 질환이며, 평생 80%의 사람들이 한 번 이상 허리통증을 경험한다. 근로자의 50%가 매년 허리통증을 경험하고 있는 것으로 보고되고 있고 대부분 허리통증은 큰 문제나 합병증을 발생시키지 않는 좋은 경과를 보이지만 일부에서는 합병증이나 장애를 유발하는 심각한 질병일 수도 있다.

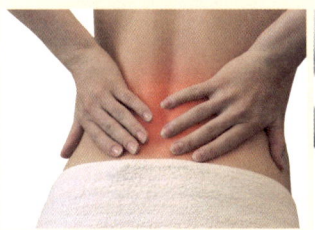 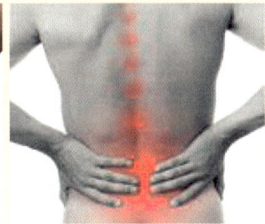 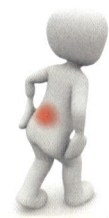

증상
허리통증은 허리에만 통증이 있는 경우가 가장 많으나 환자에 따라서는 하지의 통증을 함께 호소하거나 하지의 근력 약화, 감각 저하가 함께 나타나는 경우도 있다. 대개 디스크의 경우 허리를 앞으로 숙일 때 증상이 심해지는 양상을 띄고, 척추관 협착증이나 추간관절 증후군의 경우 허리를 뒤로 젖힐 때 증상이 심해진다.

원인
허리통증은 척추뼈, 추간판(디스크), 관절, 인대, 신경, 혈관 등의 기능 이상 및 상호 조정이 어려워짐으로써 발생하는 허리 부위의 통증을 말한다. 평생 살아가면서 60~90%의 사람이 허리통증을 겪게 되고, 1년간 발생률은 5% 정도 된다. 이 중 40~50% 정도는 치료 없이도 1주일 이내에 좋아지는 것으로 알려져 있다. 호발 연령에 대한 정보는 연구자에 따라서 다르나 나이가 증가할수록 허리통증의 빈도가 높아지고 50~60대에서 가장 많이 발생한다고 알려져 있다. 경노동자에 비해 중노동자에게 더 많고, 특히 약 11kg 이상의 물건을 반복적으로 들어 올리는 직업에서 흔하다. 또한 흡연자에게 더 빈번하며 규칙적인 운동을 하는 사람에서 적게 나타나는 것으로 조사되어 있다.

Chapter 03
소방관에게 발생할 수 있는 대표적인 근골격질환 셀프케어

척추기립근
Erector Spinae

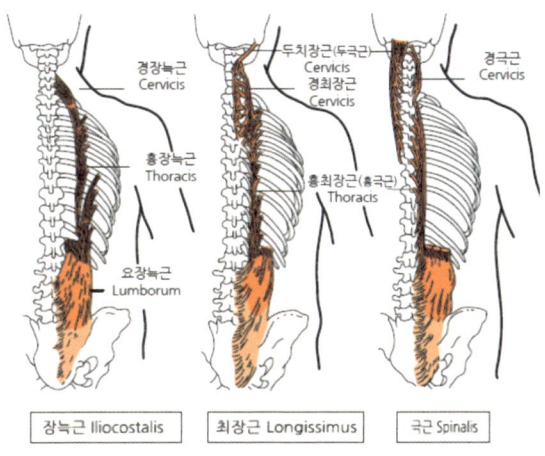

척추기립근 문제시 흔한 증상
1. 허리통증의 대표적 피해자 근육
2. 꼬리뼈 통증 발생 근육
3. 몸통 회전 동작 시 등뼈의 움직임을 제한시켜 강력한 허리통증 유발
4. 골반의 변위로 인한 피해 근육

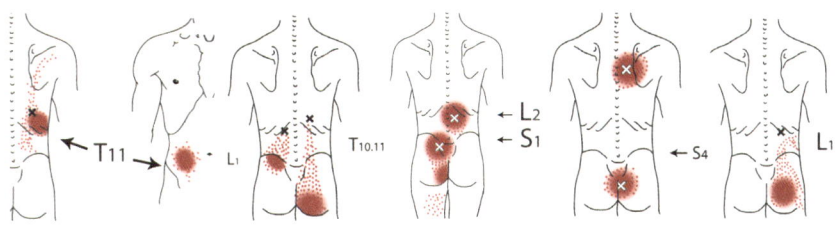

Chapter 03 소방관에게 발생할 수 있는 대표적인 근골격질환 셀프케어

척추기립근
Erector Spinae

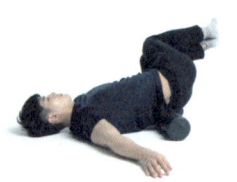
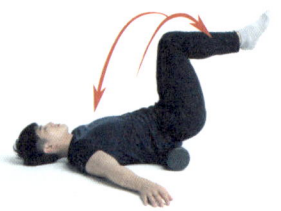

척추의 뻣뻣함이나 숙이는 동작, 몸통을 회전하는 동작의 제한 원인은 척추기립근의 과도한 긴장 때문인 경우가 많다. 천장관절의 기능 문제를 함께 발생시키기 때문에 엉치뼈 주변의 근육부터 척추기립근을 따라 위로 올라가면서 좌우를 모두 풀어 주어야 한다.

Tip 허리 바로 아래 골반부터 시작해서 위로 올라가면서 풀어주어야 더 효과적이다.

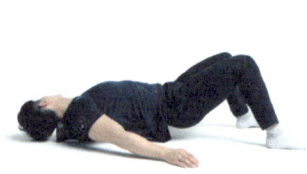
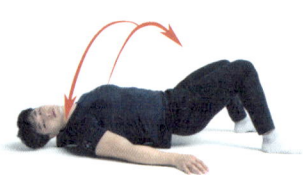

① 머리 뒤 후두부를 폼롤러 끝에 놓고 눕는다.
② 양손을 바닥에 놓고 척추기립근을 압박한다.
③ 머리와 몸의 정렬을 유지한 상태로 좌우로 움직인다.
④ 응용 동작으로 가슴 앞에 양팔을 교차시켜 좌우로 움직인다.

Chapter 03 소방관에게 발생할 수 있는 대표적인 근골격질환 셀프케어

복직근
Rectus Abdominis

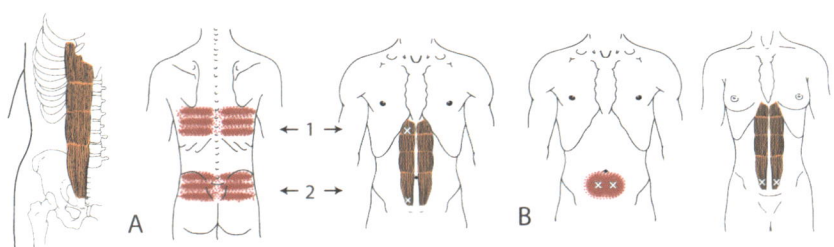

복직근 문제시 흔한 증상
1. 상부 복직근의 문제시 수평으로 가로지르는 통증을 호소한다.
2. 복부 경련, 복통 같은 감각이상이 나타나면 배꼽 주위의 문제다.
3. 천장관절이나 허리를 가로지르는 통증은 하부 복직근의 문제다.
4. 치골결합 부위 하부 복직근에 문제 발생시 생리통이 심해진다.

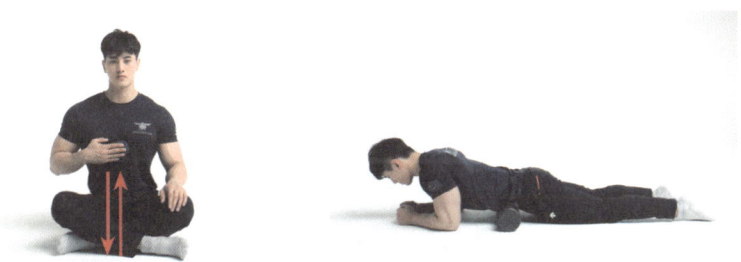

복직근은 운동을 많이 하는 근육이지만 관리하지 않아 문제를 겪게 되는 경우가 많다. 복직근의 문제는 소화불량이나, 호흡 기능장애, 골반 불균형의 원인이 되기 때문에 복근운동 후 항상 마사지볼이나 폼롤러를 활용해서 부드럽게 풀어주는 것이 필요하다.

Tip 골반 양쪽 앞에 튀어나온 뼈가 만져지는 부분과 그 사이 공간을 잘 풀어주어야 한다.

Chapter 03
소방관에게 발생할 수 있는 대표적인 근골격질환 셀프케어

고관절 외회전근
Hip External Rotator

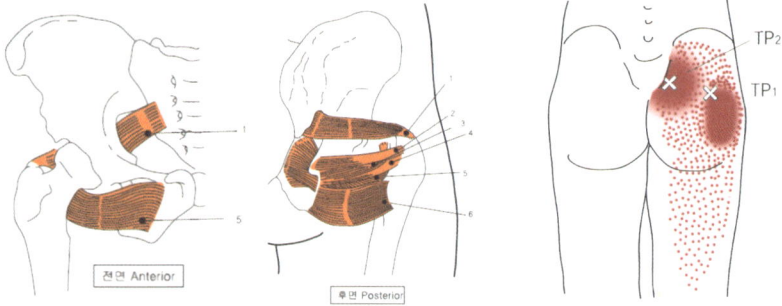

복직근 문제시 흔한 증상
1. 상부 복직근의 문제시 수평으로 가로지르는 통증을 호소한다.
2. 복부 경련, 복통 같은 감각이상이 나타나면 배꼽 주위의 문제다.
3. 천장관절이나 허리를 가로지르는 통증은 하부 복직근의 문제다.
4. 치골결합 부위 하부 복직근에 문제 발생시 생리통이 심해진다.

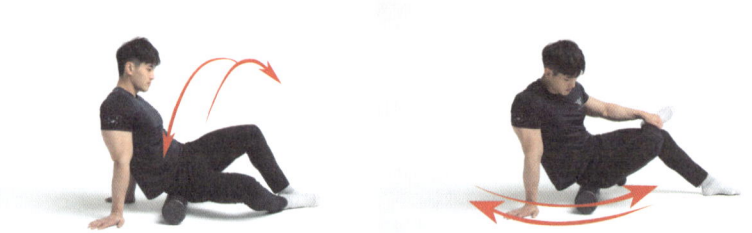

① 폼롤러를 엉덩이 중앙에 놓고 앉는다.
② 체중과 다리의 움직임을 이용하여 고관절 외회전근을 가볍게 압박한다.
③ 머리와 몸의 정렬을 유지한 상태로 무릎을 벌리며 움직인다.
④ 응용 동작으로 한쪽 다리를 반대편 무릎에 올리고 실시하면 더 효과적이다.
⑤ 엉덩이 외측에 뭉친 근육을 마사지 하듯이 풀어준다.

Chapter 03
소방관에게 발생할 수 있는 대표적인 근골격질환 셀프케어

대둔근
Gluteus Maximus

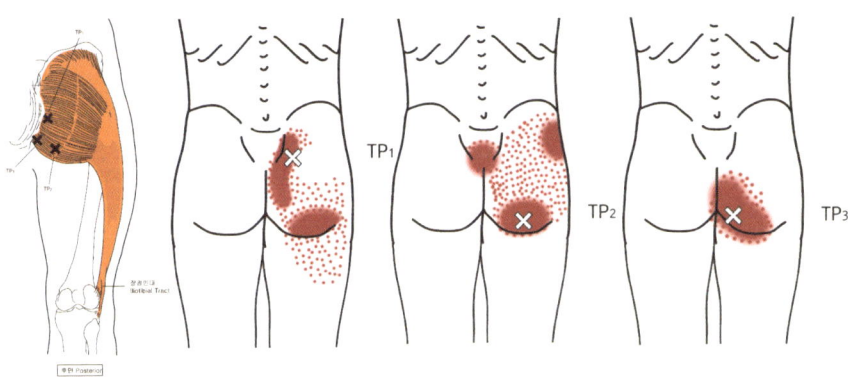

대둔근 문제시 흔한 증상
1. 둔부 전체에 대한 통증과 앉을 때 뼈가 눌리는 듯한 통증을 호소
2. 꼬리뼈 통증의 가장 유력한 원인
3. 통증은 허벅지로 방사되지 않고 후면부로 발생한다.
4. 오래 서있거나, 등산과 같은 행위를 할 때 통증이 유발된다.

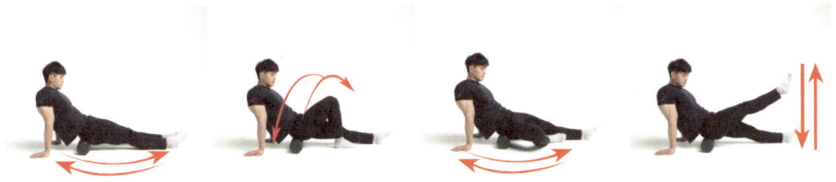

① 폼롤러를 엉덩이 아래에 놓은 채 다리를 펴고 앉는다.
② 머리와 몸의 정렬을 유지하고 앞뒤로 움직인다.
③ 응용 동작으로 한쪽 무릎을 접고 바깥쪽으로 회전시키며 둔근을 풀어준다.
④ 대둔근 하부섬유는 무릎을 바깥으로 벌리고 접고 폄을 반복하면서 풀어준다.
⑤ 대둔근 심부섬유를 풀기 위해서는 한쪽 다리를 위 아래로 움직인다.

Chapter 03 소방관에게 발생할 수 있는 대표적인 근골격질환 셀프케어

중둔근
Hip External Rotator

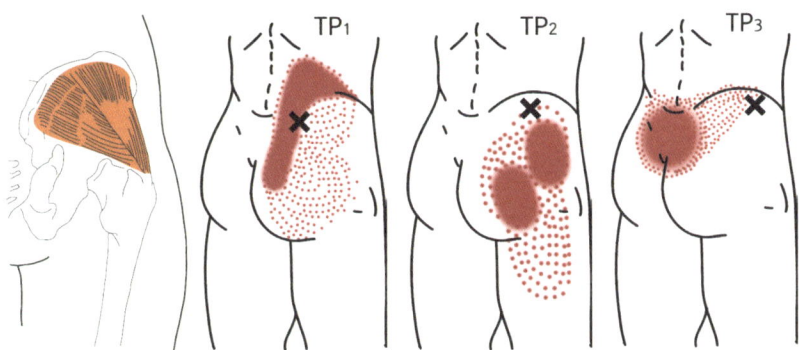

중둔근 문제시 흔한 증상
1. 엉치뼈 전체 통증으로 오래 서 있지 못한다.
2. 천장관절과 외측면으로 통증이 나타난다.
3. 임산부들의 흔한 고관절 통증의 원인이다.
4. 짝다리를 짚을 때 허리와 대퇴에 통증이 발생한다

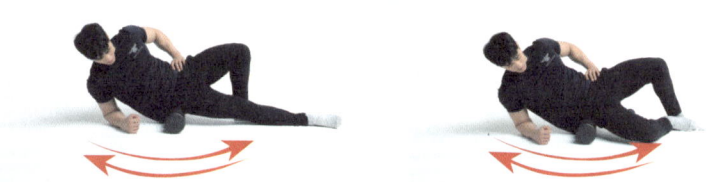

① 폼롤러를 골반 측면에 놓고 한쪽 팔꿈치를 바닥에 대고 옆으로 눕는다.
② 머리와 몸의 정렬을 유지한 상태로 화살표 방향으로 움직인다.
③ 응용 동작으로 한쪽 무릎을 접고 폄을 반복하면서 화살표 방향으로 움직인다.
④ 중둔근의 통증유발점을 따라 근육을 마사지하듯 풀어준다.

Chapter 03

소방관에게 발생할 수 있는 대표적인 근골격질환 셀프케어

소둔근
Gluteus Maximus

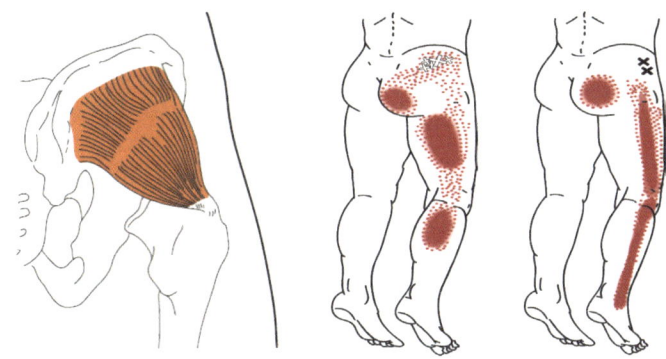

소둔근 문제시 흔한 증상
1. 둔부 전체에 대한 통증과 앉을 때 뼈가 눌리는 듯한 통증을 호소
2. 꼬리뼈 통증의 가장 유력한 원인
3. 통증은 허벅지로 방사되지 않고 후면부로 발생한다.
4. 오래 서있거나, 등산과 같은 행위를 할 때 통증이 유발된다.

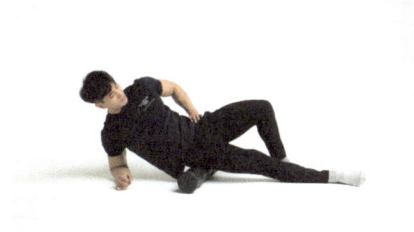
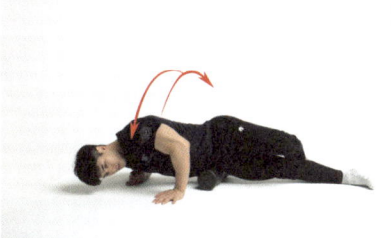

① 폼롤러를 골반 측면에 놓고 한쪽 팔꿈치를 바닥에 대고 옆으로 눕는다.
② 머리와 몸의 정렬을 유지한 상태로 화살표 방향으로 움직인다.
③ 소둔근은 통증이 심하기 때문에 체중이 너무 많이 실리지 않도록 주의한다.
④ 소둔근의 통증유발점을 따라 근육을 마사지하듯 풀어준다.

Chapter 03 소방관에게 발생할 수 있는 대표적인 근골격질환 셀프케어

광배근
Latissimus Dorsi

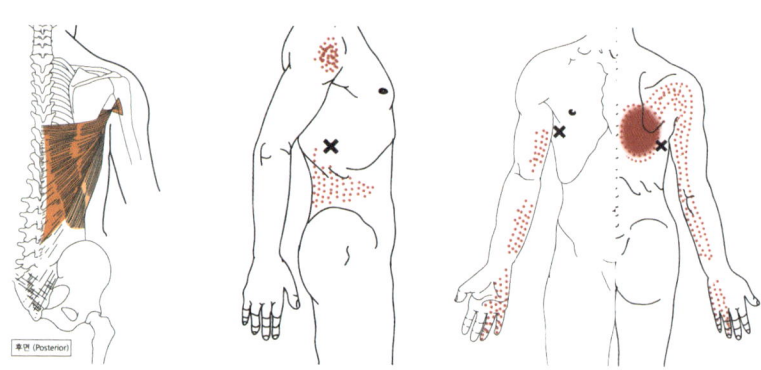

광배근 문제시 흔한 증상
1. 하부 등뼈와 허리뼈 후만, 골반 후방경사는 광배근의 약화와 관련된다.
2. 꼬리뼈 부위에 무거운 느낌이 든다.
3. 등뼈 중앙 부위와 날개뼈 하각의 통증과 연관된다.
4. 날개뼈을 하강시키는 기능 담당하는 중요한 근육이다.

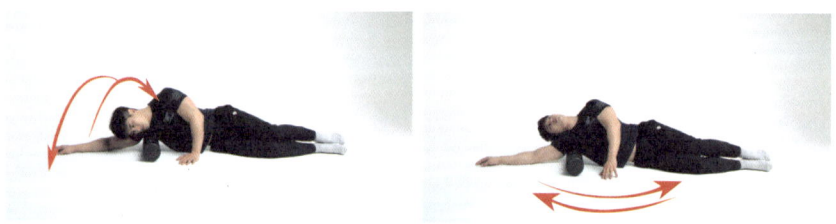

광배근 문제시 팔이 몸에 붙지 않는데, 그 모습이 부엉이와 유사하다.
어깨의 좌우 불균형 또한 광배근이 하나의 원인이기 때문에 고려해야 할 근육이다.

Tip 여성들의 광배근은 브래지어 끈에 의해 평생 압박받고 이로 인해 통증이 발생하는 경우가 많다.또한 옆구리 비만, 꼬리뼈 부분의 지방이 많이 끼는 것과도 관련이 깊다.

Chapter 03

소방관에게 발생할 수 있는 대표적인 근골격질환 셀프케어

장요근
Iliopsoas

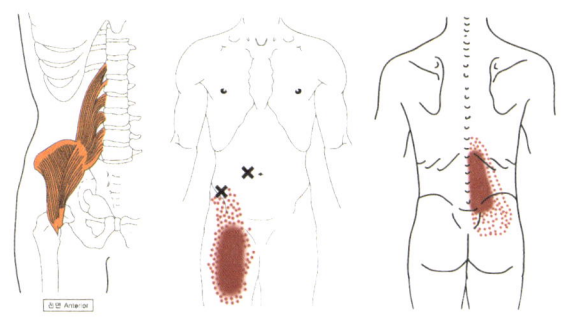

장요근 문제시 흔한 증상
1. 동측의 허리뼈를 따라서 수직으로 통증이 발생한다.
2. 통증이 심하면 꼬리뼈와 둔부 내측까지 퍼질 수 있다.
3. 동측의 서혜부와 무릎 통증을 유발한다.(요신경총)
4. 오랜 시간 좌식업무 후 취침 전 허리 통증이 발생할 수 있다.

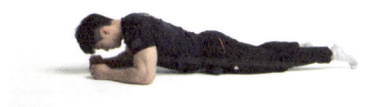 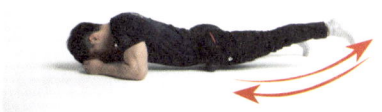

장요근은 허리통증의 주요 원인이다. 상체와 하체를 연결하고 무릎을 들어 올리는 중요한 기능을 하므로 기능을 상실할 경우 중간 지점인 허리에 통증이 생기기 쉽다. 하이힐이나 굽이 높은 신발을 신을 때 골반이 앞으로 기울어지는데, 이때 장요근에 문제가 발생할 확률이 증가한다. 골반 안쪽부터 척추 좌우로 붙는 이 근육은 마사지볼을 이용해 근육의 모양을 따라 올라가며 풀어주어야 효과적이다.

Tip 장요근과 비슷한 기능을 하는 허벅지 앞 근육을 미리 풀어준 후 적용하는 것이 통증을 덜 느끼고 풀 수 있는 효과적인 방법이다.

Chapter 03

소방관에게 발생할 수 있는 대표적인 근골격질환 셀프케어

요방형근
Quadratus Lumborum

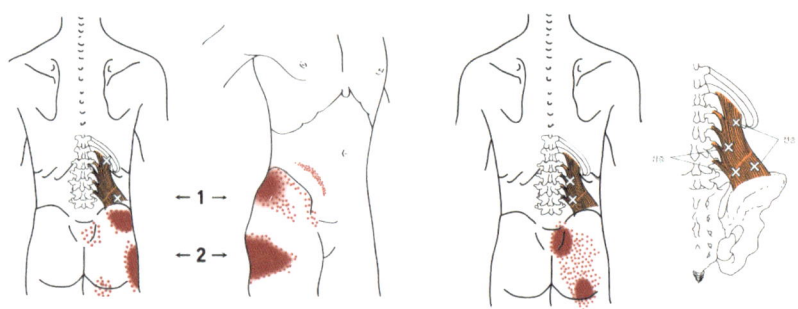

요방형근 문제시 흔한 증상
1. 아침에 급성 허리통증이 발생하고 외측으로 허리를 굽힐 때 통증이 발생한다.
2. 오래 걸을 때 외측 허리의 안정성 결여로 인한 통증이 발생한다.
3. 다리 길이가 다를 때 한쪽 허리에 강력한 통증이 발생한다.
4. 가로로 발생하는 허리통증 양상을 띈다.

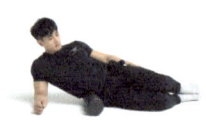 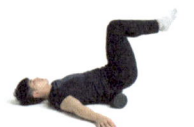 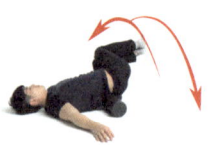

요방형근에 문제가 생기면 주로 엉덩이, 꼬리뼈, 하복부까지 통증이 발생한다. 요방형근은 골반 상단부터 시작해서 갈비뼈 아래까지 좌우로 움직이며 마사지를 해주어야 한다. 마사지볼 보다는 폼롤러를 활용하는 것이 효과적이다.

Tip 발생할 경우 옆구리살이 더 많이 튀어나올 수 있다.

Chapter 03

소방관에게 발생할 수 있는 대표적인 근골격질환 셀프케어

Chapter 03

소방관에게 발생할 수 있는 대표적인 근골격질환 셀프케어

목 디스크와 거북목
Cervical herniated nucleus pulpususdisc &
Head forward posturelliopsoas

목 디스크로 발전 되는 거북목을 예방하려면 어떻게 해야 할까?

고개를 숙이고 넘기거나 돌릴 때 부드럽게 움직이지 못하는 경우가 많다. 이러한 문제는 거북목 때문인 경우가 많다. 불편한 목의 문제를 그대로 방치할 경우 목 디스크로 발전할 수 있다.

목뼈와 목뼈 사이에는 쿠션 역

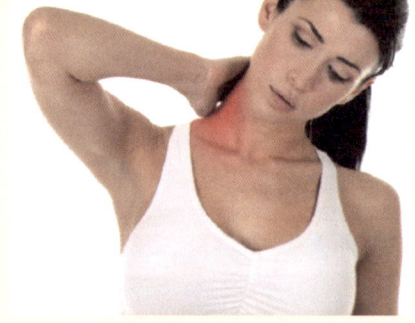

할을 하는 원반모양의 디스크가 있다. 목 주변 근육의 경직으로 인해 스트레스가 가해지면 디스크가 변성, 손상되고 척추관쪽으로 탈출하면서 신경과 주변 조직을 압박한다. 목의 후면부, 어깨 상부, 날개뼈 주변 통증 및 팔이 저림 증상이 유발될 수 있다. 이를 목 디스크라고 하며, 주로 목뼈 4-5번, 5-6번, 6-7번 사이에서 빈번하게 발생된다.

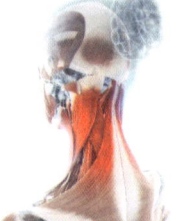

원인
- 컴퓨터 및 휴대폰 사용과 좋지 않은 자세를 오래 유지했을 때 목과 머리를 지지하고 있는 근육이 뭉치고 근력과 유연성이 저하된다. 이 때 디스크에 생화학적, 형태적 변화가 발생하고 디스크 사이의 간격이 좁아져 발생한다.
- 퇴행으로 인한 디스크의 변성이 발생되기도 한다.
- 교통사고와 같은 외상에 의해서 발생하기도 한다.

증상
- 목 통증이 심하고 팔이 저리다.

목 디스크로 인한 통증은 장시간 앉아있을 때, 무거운 헬멧을 썼을 때 나타나는데 목을 가누기 힘들고 팔이 저린 증상이다. 머리를 위에서 아래로 수직으로 눌렀을 때 팔이 저리다면 목 디스크를 의심할 수 있다.(압박테스트)

Chapter 03 소방관에게 발생할 수 있는 대표적인 근골격질환 셀프케어

두판상근&경판상근
Splenius Capitis & Cervicis

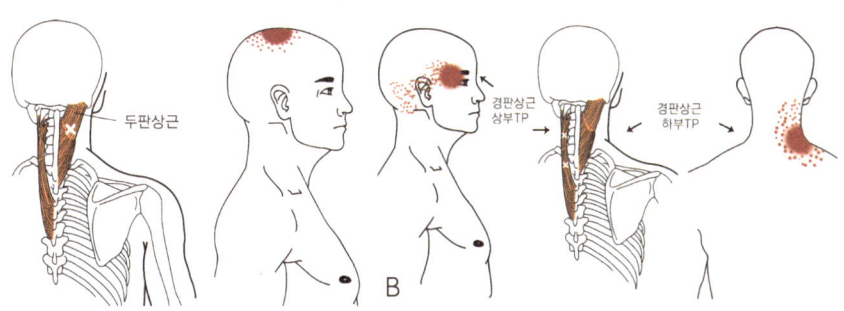

두판상근, 경판상근 문제시 흔한 증상
1. 두판상근의 문제는 두정통(정수리 통증)과 연관된다.
2. 경판상근의 상부 TP가 형성되면 머리 안쪽으로 통증이 방사되며, 시야가 흐려진다.
3. 하부 TP가 형성되면 목과 어깨의 연접부에 통증이 발생한다.
4. 고개가 회전되어 있을 때 충격이 가해지면(주로 교통사고) TP가 잘 발생한다.

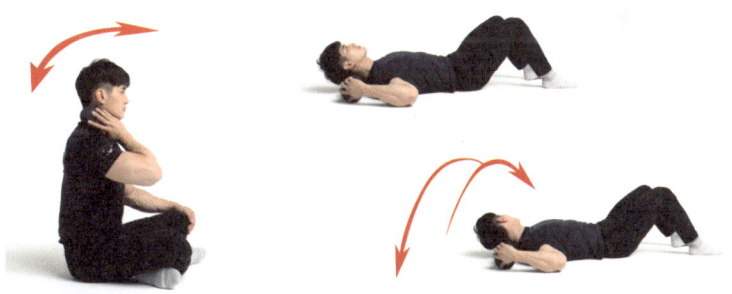

목뼈 상부(1,2,3번)는 목에서 일어나는 모든 움직임에 관여하는데, 이 부위의 움직임을 개선함으로써 목뼈 하부의 디스크에 가해지는 부하를 줄일 수 있다. 마사지볼이나 폼롤러를 활용하여 고개를 좌우로 움직이며 풀어준다.

Chapter 03
소방관에게 발생할 수 있는 대표적인 근골격질환 셀프케어

흉쇄유돌근
SternoCleidoMastoid

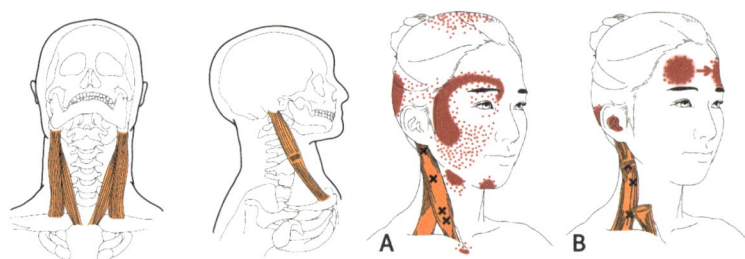

흉쇄유돌근 문제시 흔한 증상
1. 흉골 상부 통증. 마른 기침과 연관되며 고개 회전이 제한된다. (하부 T.P)
2. 동측 뺨을 가로지르는 통증, 안와 상부 능선, 눈 깊숙한 통증과 연관된다. (중부 T.P)
3. 후두부(뒤통수)와 두정부(정수리)에 통증을 방사한다. (상부 T.P)
4. 전두통과 귀에 통증을 발생시키며 심해지면 반대쪽에도 영향을 미친다.

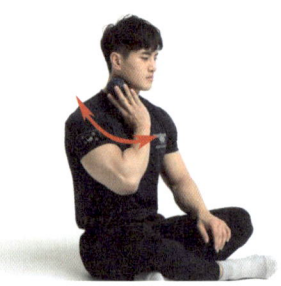

목의 회전과 굴곡을 담당하는 근육으로 한쪽만 더 심하게 단축되는 경우가 많으며 신경이 연결되어 있어 허리의 유연성도 안좋아질 수 있다. 고개를 뒤로 젖힐 때 턱과 이마가 수평이 되지 않으면 흉쇄유돌근의 기능 문제를 의심할 수 있다. 마사지볼을 활용해 손으로 직접 문지르거나 옆으로 누워 마사지하면 증상이 개선된다.

Tip 거북목과 밀접한 관련이 있는 근육이며, 잘못하면 기침을 유발하기도 한다.

Chapter 03

소방관에게 발생할 수 있는 대표적인 근골격질환 셀프케어

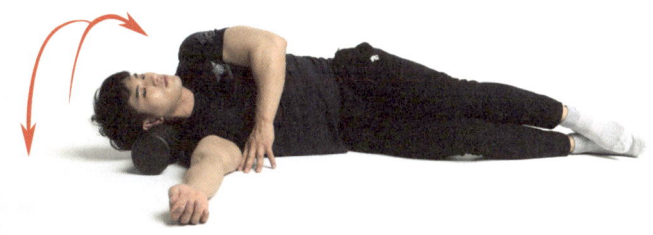

① 폼롤러를 목 측면에 놓고 옆으로 눕는다.
② 가볍게 턱끝을 당기고 측면의 목 근육이 눌리게 한다.
③ 머리와 몸의 정렬을 유지한 상태로 화살표 방향으로 움직인다.
④ 목 옆에 뭉친 근육을 마사지 하듯이 풀어준다.

Chapter 03 소방관에게 발생할 수 있는 대표적인 근골격질환 셀프케어

사각근
Scalene

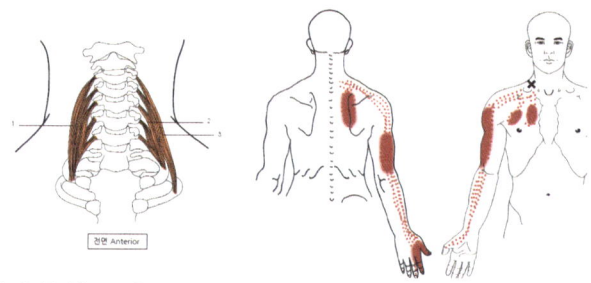

사각근 문제시 흔한 증상
1. 가슴과 상지, 날개뼈 안쪽(내측연) 까지 통증이 방사된다.
2. 어깨 전면부와 팔의 외측, 전완근의 외측, 엄지, 검지 손가락까지 통증이 방사된다.
3. 사각근 문제시 팔에 힘이 잘 안들어가고 저리며 뻣뻣해진다.
4. 흉곽출구증후군과 연관되며 잘못된 자세와 호흡에 영향을 미친다.

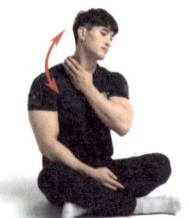 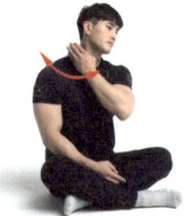

목 디스크와 사각근 증후군은 연관성이 깊다. 사각근 증후군은 목에 부착된 사각근의 과도한 경직 때문에 생기는 것으로, 사각근 주변을 지나 팔로가는 신경이 눌리면서 발생한다. 고개를 들어 사각근을 스트레칭 후 가볍게 볼을 이용해 문질러 준다. 깊은 곳을 풀 때는 적용 부위와 턱을 가깝게 붙이고 문질러 주어야한다.

Tip 사각근 아래로 신경이 지나가기 때문에 무리하게 문지르면 오히려 팔저림 증상이 심해 질 수 있으니 조심해야 한다.

Chapter 03
소방관에게 발생할 수 있는 대표적인 근골격질환 셀프케어

견갑거근
Levator Scapulae

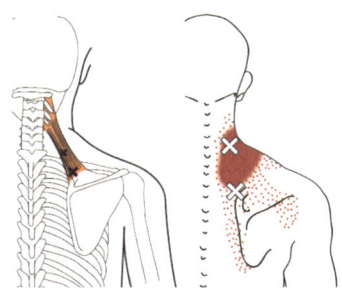

견갑거근 문제시 흔한 증상
1. 날개뼈 안쪽(내측연), 견관절 후부에 통증이 발생한다.
2. 어깨와 목이 만나는 연접부에 통증이 발생한다.
3. 견갑거근은 추위에 민감하고 피곤할 때 경직이 심하다.(자세적 결함)
4. 승모근과 견갑거근은 목의 회전을 제한한다. 승모근은 뻐근한 통증 양상을 띄는 반면, 견갑거근은 날카롭고 아픈 통증 양상을 띈다.

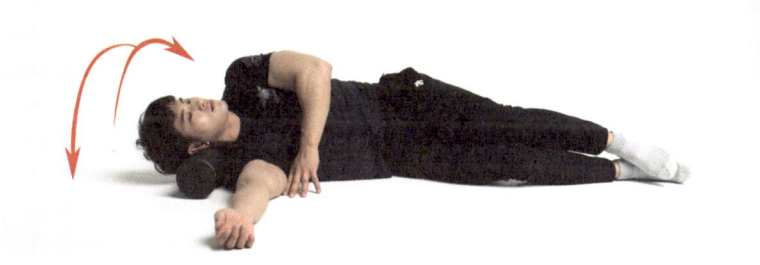

목을 옆으로 기울이는 동작이 제한되고 어깨가 올라가면서 발생하는 통증과 연관성이 깊은 근육으로, 무거운 물건을 드는 동작들 때문에 목과 어깨 후면에서 통증이 일어난다. 고개를 살짝 기울이고 마사지볼을 활용해 목 뒷부분부터 시작해서 앞쪽으로 가볍게 문질러 주거나, 어깨를 위아래로 움직이면서 풀어주면 더 효과적이다.

Tip 좌우 어깨 불균형인 사람들은 승모근의 문제보다 견갑거근의 단축으로 인한 경우가 더 많다. 어깨 불균형에 접근할 때 견갑거근을 먼저 체크해 보는 것이 좋다.

Chapter 03 소방관에게 발생할 수 있는 대표적인 근골격질환 셀프케어

어깨충돌 증후군
Shoulder impingement

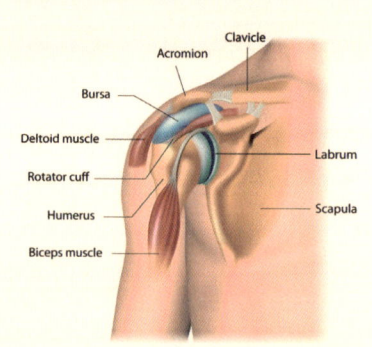
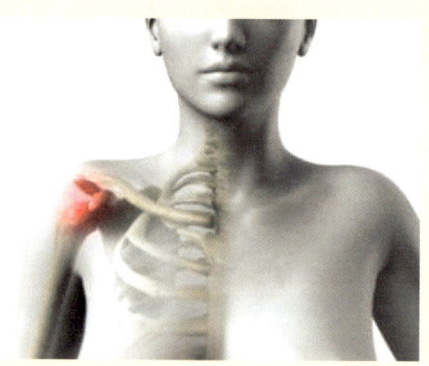

증상
- 어깨 전면에 통증이 있다.
- 머리 위로 팔을 들어올릴 때, 뒤로 젖힐 때 어깨 통증이 있다.
- 아픈 어깨 쪽으로 누워서 잠자기 힘들며, 밤에 통증이 더 심해진다
- 어깨를 아래로 누른 상태에서 팔을 들어 올리면 통증이 더 심해진다 .
- 가끔 팔을 움직일 때 무언가 걸리는 것처럼 소리가 난다.

정의
어깨충돌증후군은 어깨 힘줄인 회전근개가 그 위에 있는 견봉 뼈와 부딪혀 염증을 일으키는 질환이다. 염증이 생기면 점액낭이 붓고 견봉 아래로 돌출된다. 회전근개는 어깨 전체를 감싸는 4개의 근육인 극하근, 극상근, 견갑하근, 소원근 으로 이루어져 있다. 팔을 올릴 때 1차적인 기능을 하는 극상근 힘줄은 부리돌기 밑에서 반복적으로 당겨진다. 이 때 기계적 마찰이나 미세혈류의 장애가 일어나면서 견봉하 점액낭염과 회전근개 건염을 발생시킨다. 이러한 염증은 중년 어깨 통증의 흔한 원인이다. 회전근개에 생기는 흔한 병리적 소견은 부종, 출혈, 만성염증, 섬유화, 미세건 파열, 완전파열 등으로 다양한 범위에서 발생한다.

Chapter 03 소방관에게 발생할 수 있는 대표적인 근골격질환 셀프케어

원인
- 극상근과 삼각근의 밸런스 리듬의 문제, 점액낭의 부종, 둥근 어깨 등 견관절의 구조적인 문제
- 반복적인 오버헤드 동작으로 인한 과도한 외회전이 내회전 범위를 감소시켜 구조적 불안정 유발
- 견관절의 반복적인 상해, 과사용, 노화 등으로 인한 회전근개의 불균형 문제
- 기형적으로 생긴 견봉(갈고리 모양, 평평하고 약간 구부러진 견봉의 경우 정상보다 충돌이 나타날 확률이 약 70% 정도 높음)
- 재발성 아탈구나 탈구에 의한 관절낭 전방 이완은 상완골두의 전방 변위를 야기하여 충돌을 유발 한다.

Chapter 03
소방관에게 발생할 수 있는 대표적인 근골격질환 셀프케어

소흉근 · 쇄골하근
Pectoralis Minor, Subclavius

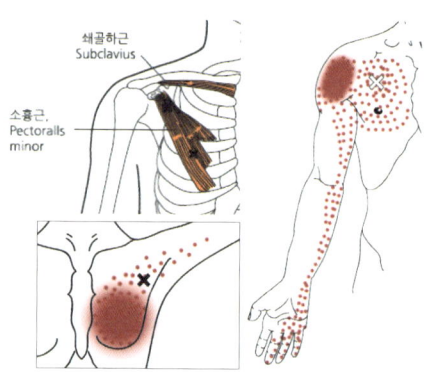

소흉근, 쇄골하근 문제시 흔한 증상
1. 심한 기침발작시 통증이 악화된다.
2. 전삼각근 부위에 강한 통증을 방사한다.
3. 오훼돌기 촉진시 통증을 호소한다.
4. 라운드숄더 체형에서 통증 발생이 현저하다.
5. 쇄골 아래부터 새끼~중지 손가락까지 통증을 방사한다.

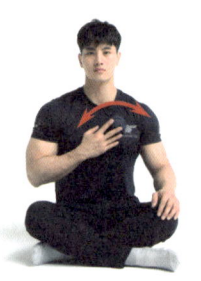 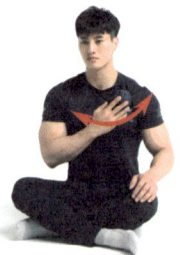 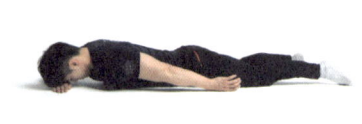

어깨 전면, 가슴 전체, 팔 안쪽 부위에 통증을 호소하는데 팔을 어깨 높이에서 전상방으로 또는 후방으로 뻗을 때 통증이 심해진다. 소흉근이 짧아지면서 신경과 혈관 압박 증상이 나타난다.(액와동맥 → 상완동맥 → 요골동맥) 소흉근의 결방향에 따라 가볍게 마사지볼을 이용해 문질러 준다.

Tip 쇄골 안쪽에 홈이 있고 물이 고인다는 "쇄골 미인"은 잘못된 체형의 예시로 볼 수 있다. 쇄골이 도드라지는 것은 쇄골하근의 단축으로 쇄골이 회전했을 때의 형상이기 때문이다.

Chapter 03

소방관에게 발생할 수 있는 대표적인 근골격질환 셀프케어

전거근
Serratus Anterior

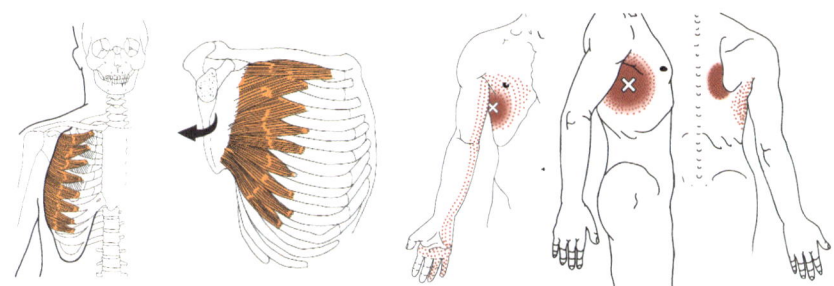

전거근 문제시 흔한 증상
1. 옆구리와 겨드랑이가 쪼이고 불편한 느낌이 든다. (여성은 속옷의 영향을 받는다.)
2. 숨이 가쁘거나 심호흡을 하면 아프다는 통증을 호소한다.
3. 날개뼈 내측에 통증. 팔 안쪽을 따라 3, 4번째 손가락 통증을 호소한다.
4. 이완된 쪽으로 눕는게 힘들거나 밤에 편하게 잠을 못잔다.

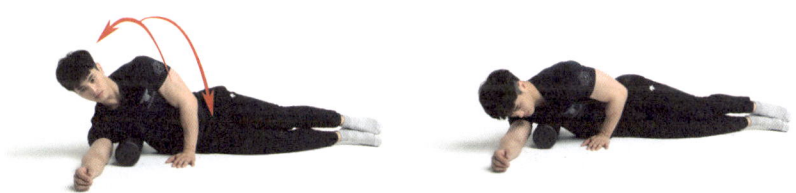

겨드랑이 부위부터 옆구리까지 통증이 있는 경우가 많다. 전거근이 약화되면 주로 날개뼈가 뒤로 들리는 현상이 나타나며, 앞에서는 갈비뼈 하부가 들리는 증상으로 튀어나와 보이는 문제가 발생한다. 미니 폼롤러를 활용해서 체중이 실리지 않도록 주의하며 부드럽게 롤링해 준다.

Tip 전거근 문제는 익상견갑의 원인으로 작용하기 때문에 마사지 후 강화 운동을 한다.

Chapter 03

소방관에게 발생할 수 있는 대표적인 근골격질환 셀프케어

극하근
Infraspinatus

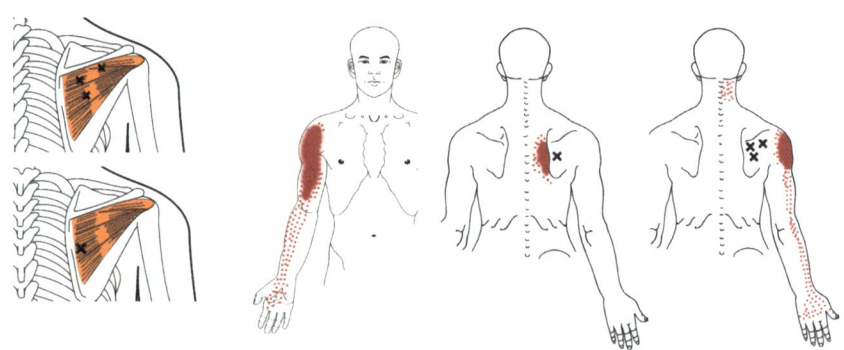

극하근 문제시 흔한 증상
1. 어깨 전면 깊숙한 곳에서 발생하는 통증으로 관절내 통증을 느낀다.
2. 통증은 상완과 전완 전면 및 외측면, 손의 요골 측으로 방사된다.
3. 날개뼈 내측의 통증을 호소하기도 한다.
4. 어깨 통증 관리에 있어서 필수적인 근육 중 하나이다.

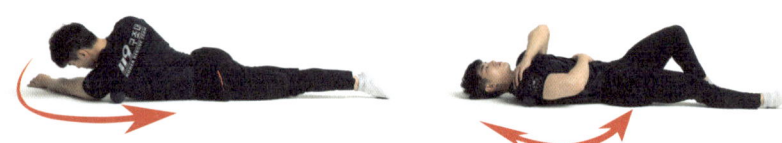

극하근에 문제가 생기면 뒷짐을 지거나 등 가운데를 긁는데 어려움을 호소한다. 승모근 중부와 통증 양상이 비슷하여 오해하는 경우가 많은데, 극하근의 문제인 경우 동작 제한이 두드러지게 나타난다.

Tip 남자는 벨트를 허리 뒤에서 당기기 어렵고, 여자는 브래지어를 등 뒤에서 채울 수 없는 경우가 바로 극하근의 문제인 경우가 많다.

Chapter 03 소방관에게 발생할 수 있는 대표적인 근골격질환 셀프케어

대원근
Teres Major

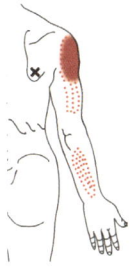 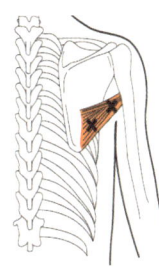

대원근 문제시 흔한 증상
1. 후삼각근 부위와 삼두근 장두 쪽으로 통증이 발생한다.
2. 운전 시 핸들을 돌릴 때 통증이 발생한다.
3. 어깨 통증과 멈춤 현상이 발생한다.
4. 삼각근의 후면, 소원근, 견갑하근과 함께 병변이 발생 → 오십견 증상

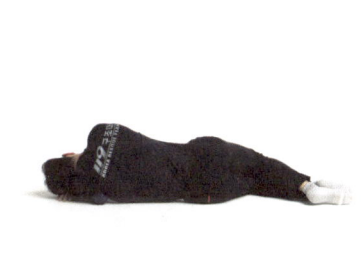
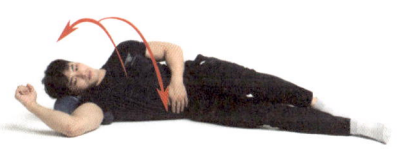
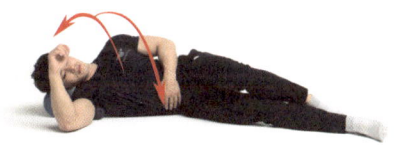

대원근에 문제가 생기면 머리 위로 팔을 뻗을 때 동작이 제한된다. 후면 삼각근, 소원근, 쇄골하근과 통증 유발점이 함께 형성되어 동작을 제한시키는 경우가 많기 때문에 대원근과 함께 확인하는 것이 좋다. 폼롤러나 마사지 볼을 활용하여 몸을 앞 뒤로 움직이면서 마사지한다.

Tip 통증이 매우 심한 부위이기 때문에 체중이 많이 실리지 않게 주의해서 실시한다.

Chapter 03

소방관에게 발생할 수 있는 대표적인 근골격질환 셀프케어

소원근
Teres Minor

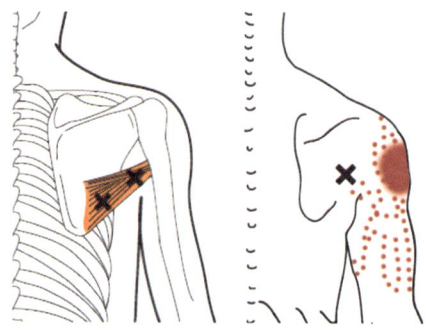

소원근 문제시 흔한 증상
1. 후면 삼각근 깊숙한 곳에서 통증이 방사된다.
2. 날개뼈의 방향대로 통증이 방사된다.
3. 통증이 없다가 특정 동작에서 발생한다.

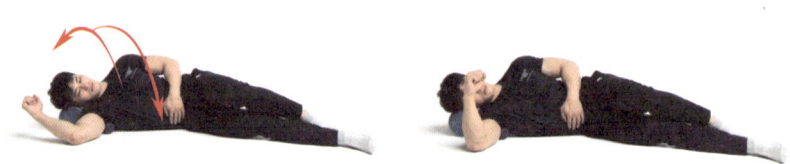

소원근의 문제는 하부 승모근과 연관된 통증을 만들어 내고 약지와 새끼손가락 마비, 얼얼함도 연관된다. 소원근은 근육의 크기가 매우 작기 때문에 폼롤러 보다는 마사지볼을 활용하는 것이 좋다. 팔을 외회전한 상태에서 겨드랑이 아래 위치시킨다.

Tip 후면 삼각근, 삼두근과 같이 풀어주는 것이 동작을 개선하는 데 더 효과적이다.

Chapter 03

소방관에게 발생할 수 있는 대표적인 근골격질환 셀프케어

견갑하근
Subscapularis

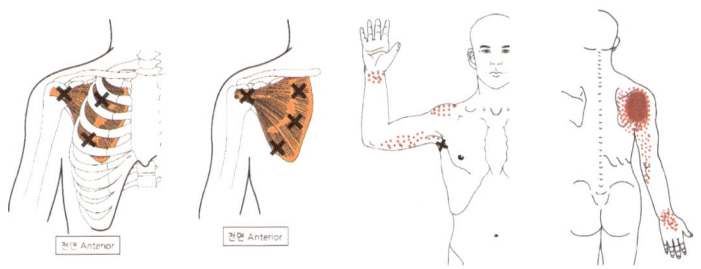

견갑하근 문제시 흔한 증상
1. 날개뼈 속, 후면 삼각근 부위, 상완 후면에 대한 통증을 호소한다.
2. 손목 통증이 특징적이다.
3. 문제 발생 시 외전이 45도 이하로 제한된다.
4. 어깨의 외전, 외회전 시 동작 제한과 통증이 발생한다.
5. 휴식과 활동 시 모두 심한 통증 발생이 특징적이다.

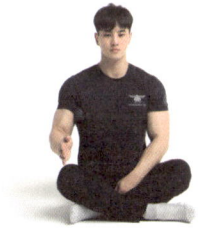 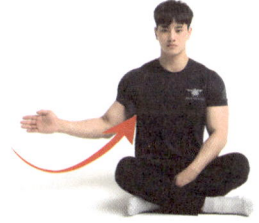 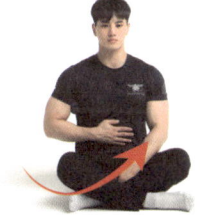

견갑하근은 회전근개를 구성하는 주요 4개의 근육 중 하나로 유일하게 안쪽에 있는 근육이다. 어깨 안정화에 큰 영향을 미치는 근육이며, 특히 머리 위에서 팔을 아래로 내리는 동작을 수행할 때 중요한 역할을 한다. 심부에 위치한 근육이기 때문에 팔을 움직이며 근육을 풀어주는 것이 효과적이다.

Tip 통증이 심하고, 예민한 부분이라 과하게 자극 시 오히려 부종이 발생할 수 있다.

Chapter 03
소방관에게 발생할 수 있는 대표적인 근골격질환 셀프케어

손목터널 증후군
Carpal tunnel syndrome

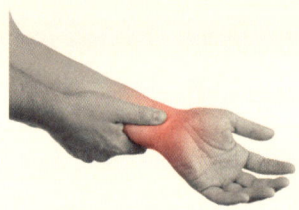

증상
손목터널증후군의 흔한 증상은 엄지와 둘째손가락, 셋째 손가락이 저리고 무감각해지는 것이다. 엄지 두덩 부위에 뻐근한 방사통이 있다. 통증이 넷째 손가락의 노쪽 1/2 또는 전체 손가락에서 느껴지는 경우도 있으며 주로 야간에 증상이 더 심해진다.

- 갑자기 손목에 힘이 빠져 병뚜껑을 따거나 열쇠를 돌리기 힘들다.
- 손을 반복적으로 사용할 때나, 손목 관절을 장시간 굽히거나 편 상태로 유지할 경우 통증과 감각장애가 심해진다.
- 증상이 지속되면서 엄지두덩 근육이 위축된다.
- 손이 무감각해지고 손을 꽉 쥐려고 하면 때때로 타는 듯한 통증을 느낀다.
- 물건을 세게 잡지 못해 떨어뜨리기도 하며 증세가 심해지면 손의 감각이 느껴지지 않는다.
- 바느질처럼 정교한 동작을 하기 어려워진다.

정의
손목터널증후군은 수근관증후군과 동의어로 상지에서 가장 흔히 발생하는 압박성 신경병증이며, 정중신경 압박 또는 손목 관절에서 발생한 정중신경 포착에 의해 발생한다. 여성이 남성보다 5배 정도 많이 발병하며 발병 시기는 30~60세 사이이다.

Chapter 03
소방관에게 발생할 수 있는 대표적인 근골격질환 셀프케어

원인

정확한 원인이나 유발인자는 알려져 있지 않다. 수근관의 크기나 공간을 줄이는 어떠한 상황이 정중신경을 압박하여 저림, 통증을 가져오고 때로는 마비를 유발한다. 종양, 임신, 비만, 당뇨, 갑상선 기능 장애가 있을 경우 더 빈번히 발생하고 증상 또한 악화될 수 있다.

- 부정 유합된 원위 요골 골절, 감염이나 외상으로 인한 부종이 있을 경우
- 반복적 가사노동에 의한 경우
- 컴퓨터 및 스마트폰의 사용으로 손목에 지나친 부담을 준 경우
- 손목 부위의 골절이나 탈구로 수근관이 좁아져서 신경이 눌리는 경우
- 감염이나 류머티스 관절염, 통풍 등 활액막염을 초래하는 질환의 합병증으로 인한 경우

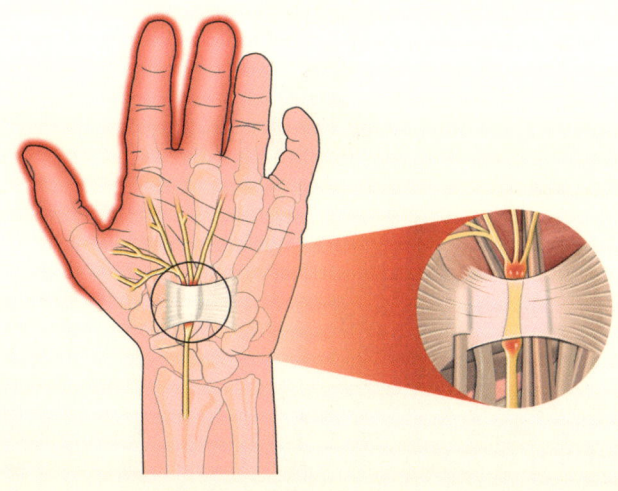

Chapter 03

소방관에게 발생할 수 있는 대표적인 근골격질환 셀프케어

상완요골근
Brachioradialis

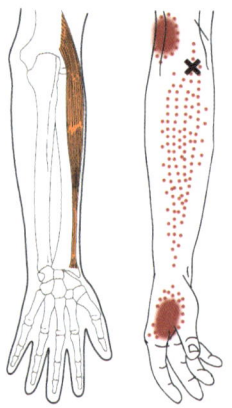

상완요골근 문제시 흔한 증상
1. 엄지와 검지 사이에서 주로 통증이 방사된다.
2. 주로 외측상과 부위로 통증이 나타난다
3. 손등 쪽으로 통증을 방사한다.
4. 손목부터 방사되어 팔꿈치까지 연결되어 통증을 호소한다.

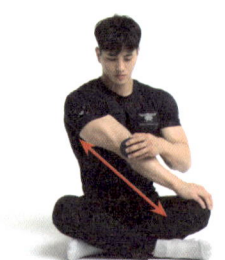

엄지손가락 손목 건초염의 주원인이 바로 이 상완요골근이다. 엄지손가락을 많이 사용하면 팔꿈치 앞쪽 X 표시된 곳(위의 사진)에 유착과 경직이 발생한다. 유착된 상완요골근이 뼈를 잡아당기게 되면서 통증이 발생하기 때문에 상완요골근의 기시점부터 정지점까지 전체를 마사지해주는 것이 좋다.

Tip 간단한 셀프 테스트 방법은 엄지 손가락을 안으로 감아쥐고 손목을 아래로 꺾었을 때 통증이 발생하면 양성이다. 이 근육을 꾸준히 관리하면 통증은 호전될 수 있다.

Chapter 03 소방관에게 발생할 수 있는 대표적인 근골격질환 셀프케어

원회내근/방형회내근
Pronator Teres /Pronator Quadratus

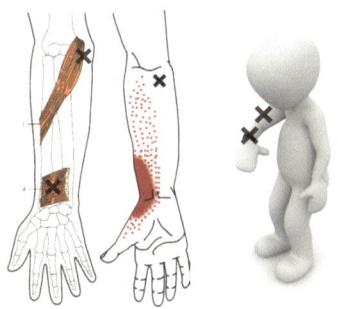

회내근 문제시 흔한 증상
1. 손목과 전완의 내측 깊은 쪽으로 통증을 방사한다.
2. 9ㅁ손목과 손바닥쪽 외측에 깊숙한 통증을 방사한다.
3. 팔짱을 끼는 습관은 회내근의 단축성 긴장을 유발한다.

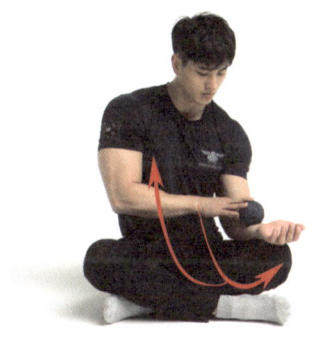
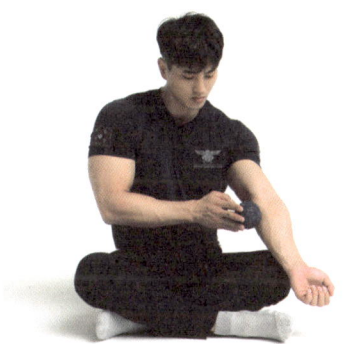

장시간 운전을 하거나 마우스를 오래 사용하면 주로 발생하는 통증 양상들로, 위의 두 근육을 함께 관리하는 것이 효과적이다. 마사지볼을 활용하여 원을 그리며 부드럽게 마사지해보자.

Tip 똑바로 선 자세를 정면에서 바라보았을 때 손 등이 보인다면 회내근이 단축되어 있을 수 있다. 회내근의 문제는 손목터널증후군과도 관련되기 때문에 꾸준히 관리하는 것이 좋다.

Chapter 03

소방관에게 발생할 수 있는 대표적인 근골격질환 셀프케어

테니스 엘보(외측상과염)
Lateral epicondylitis

증상
대부분 급성인 경우가 많고, 팔꿈치 바깥쪽에 통증, 저림, 민감한 느낌 등을 호소한다. 간혹 경직된 것 같은 느낌을 느끼거나 팔에 힘이 빠지는 경우도 있다. 손목을 위로 젖히는 동작에서 증상이 심해지므로 팔과 손목을 쓰는 모든 동작에서 통증이 발생할 수 있다.

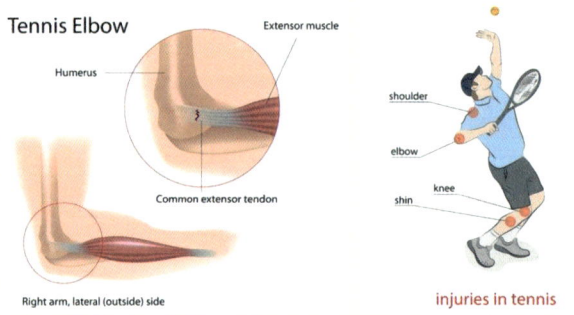

정의
'테니스엘보(Tennis Elbow)'는 팔꿈치의 바깥쪽 돌출된 부위에 통증과 함께 발생한 염증을 말한다. 손목을 위로 젖힐 때 팔꿈치 바깥쪽에 통증이 발생한다면 테니스엘보를 의심해볼 수 있다. 테니스의 백핸드 스트로크 동작에서 팔꿈치 바깥쪽에 가해지는 부하가 누적되어 증상이 발생한다고 하여 '테니스엘보'라고 알려졌지만 정확한 진단명은 '외측상과염'이다. 손목이나 팔을 반복적으로 사용하거나 팔꿈치에 직접적인 손상을 입었던 환자에게서 주로 발생한다.

원인
- 인대가 충격으로 인해 손상되거나, 노화로 인한 퇴행성 변화가 일어날 때
- 상완골 외측상과에 부착된 근육 과사용으로 인해 염증이 생길 경우
- 손목 신전근과 회외근의 신장성 또는 단축성 과부하로 인한 반복성 미세 외상
- 테니스의 백핸드 스트로크와 같은 반복성 손목 신전에 의한 근육과 건의 과사용

Chapter 03 소방관에게 발생할 수 있는 대표적인 근골격질환 셀프케어

상완삼두근
Triceps Brachii

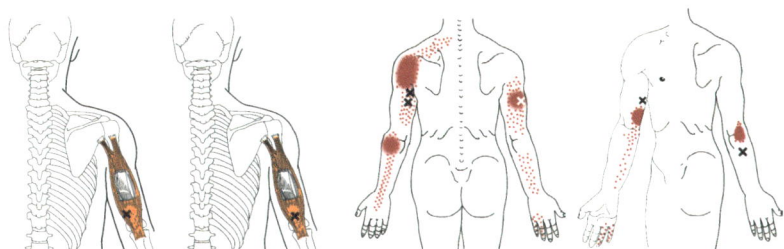

상완삼두근 문제시 흔한 증상
1. 장두에 T.P가 형성되면 상완 후면에서 어깨 후면까지 통증이 방사된다.
2. 단두 외측두에 T.P가 형성되면 상완의 외측상과, 후면, 전완의 배면에 통증이 방사된다.
3. 단두 내측두 중간 T.P가 형성되면 주두돌기의 통증이나 압통이 주로 나타난다.
4. 단두 내측두 내측 TP : 내측상과 부위와 4~5지 장측면으로 통증이 방사된다.
5. 주근 : 외측 상과에 국소적 통증이 나타난다.

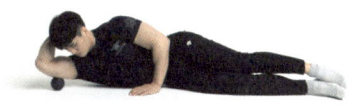 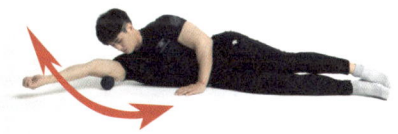

팔꿈치를 강력하게 또는 완전히 펴게 하는 테니스, 골프 같은 스포츠에서 주로 부상이 많이 발생하는 부위이다. 문제가 발생할 때 노신경을 압박하면서 전완 후면 전체 또는 손목 및 중지에 저림 또는 마비 증상이 나타나기도 한다. 바닥에 마사지볼이나 폼롤러를 놓고 팔을 앞 뒤, 좌 우로 움직이며 삼두근의 모든 섬유를 마사지해주는 것이 좋다.

Tip 승모근과 함께 이완성 긴장이 발생하는 대표적 근육이다.

Chapter 03
소방관에게 발생할 수 있는 대표적인 근골격질환 셀프케어

상완근
Brachialis

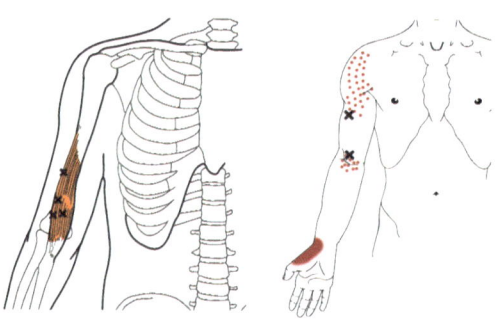

상완근 문제시 흔한 증상
1. 엄지손가락 기저부와 주관절 앞쪽 부위로 통증이 방사된다.
2. 연관통이 엄지 손가락 기저 부위에 발생
3. 무거운 물체를 옮기거나 목발, 악기 연주 시 과부하 및 통증
4. 외측상과염에서 회외근의 통증이 발생하고, 상완근과 상완이두근의 통증이 같이 발현

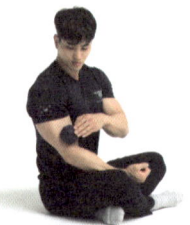 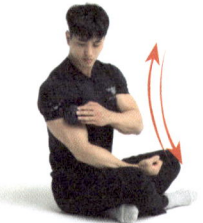

상완근이 과사용되면 외측 팔꿈치 통증이 함께 발생하기 쉽다. 물건을 한 손으로 들 때 가장 많이 사용되며 라켓 스포츠를 즐겨하는 경우 문제 발생 빈도가 높다.

Tip 라켓의 그립을 잡거나 장바구니를 들 때 외측 팔꿈치 위 아래로 통증이 있다면 상완근을 관리해보자.

Chapter 03

소방관에게 발생할 수 있는 대표적인 근골격질환 셀프케어

회외근
Supinator

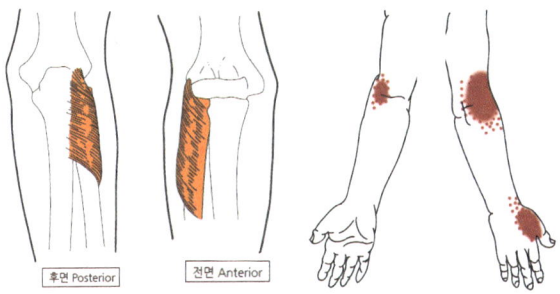

회외근 문제시 흔한 증상
1. 팔꿈치 외측과 엄지손가락 통증의 원인 중 하나이다.
2. 팔꿈치를 편 채로 물건을 들 때 통증을 유발한다.
3. 손을 회외시키는 동작을 할 때 통증이 관절 깊은 곳에 발생한다.
4. 빨래의 물기를 짜거나 바닥을 닦을 때 통증을 느끼기도 한다.

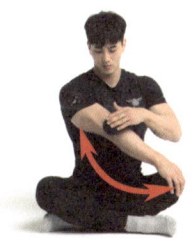 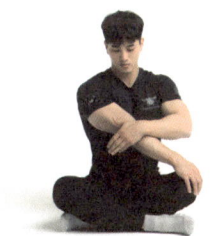

스마트폰 사용이 늘면서 엄지손가락이 아프다는 사람들이 많은데 상완요골근을 마사지 이후에도 통증이 계속된다면 의심해 봐야 하는 근육이 회외근이다. 그림에 표시된 부분에 마사지볼을 대고 손을 회전시키면서 마사지해준다.

Tip 손바닥 뒤집기만큼 쉽다는 말이 있지만, 막상 바닥에 전완을 고정하고 손바닥을 뒤집어 보려면 안되는 경우가 바로 이 회외근에 문제가 생겼을 경우다.

Chapter 03 소방관에게 발생할 수 있는 대표적인 근골격질환 셀프케어

골프 엘보(내측상과염)
Medial epicondylitis

증상
팔꿈치 안쪽에서의 통증과 저림, 화끈거림 등을 호소하며, 질환이 진행되면서 손목까지 이어지는 방사통이 나타난다.

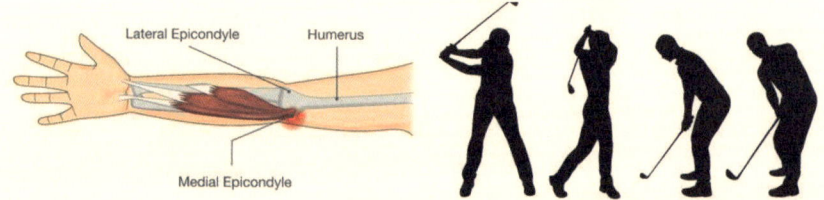

정의
골프를 할 때 발생하는 팔꿈치 안쪽의 통증의 정확한 진단명은 '내측상과염'으로 팔꿈치의 안쪽 돌출된 부위인 팔꿈치 관절에 흔히 발생하는 염증성 질환 중 하나이다. 팔꿈치의 안쪽 뼈에는 손목 관절을 굽히는 근육들이 힘줄에 의해 붙어 있다. 반복적으로 손목을 굽히는 동작을 할 경우, 이들 근육은 무리한 힘을 받게 되고 이에 따라 근육과 뼈를 이어주는 힘줄이 반복적으로 파열되면서 염증이 발생하는 것이다.

원인과 흔히 가지고 있는 대상
- 과도한 운동이나 업무로 인해 팔꿈치에 붙어 있는 힘줄에 무리한 힘이 가해지면 그 부위에 염증과 미세한 파열이 일어나면서 통증이 생겨난다.
- 아래와 같은 직업을 가지고 있는 경우 팔꿈치 내측에 무리한 힘이 가해지는 경우가 많으므로 증상에 따라 내측상과염을 의심해볼 수 있다.
- 골프 엘보(내측상과염)의 30%는 급성 손상이며 70% 정도는 점진적으로 진행한다고 알려졌다.

  - 직업상 팔이나 팔꿈치를 많이 쓰는 요리사, 목수, 투수, 수영선수 등
  - 장시간 컴퓨터를 사용하는 사무직, 장기간 집안일을 하는 가정주부
  - 건강한 사람이 갑자기 과도하게 팔을 사용하는 운동을 한 경우

Chapter 03

소방관에게 발생할 수 있는 대표적인 근골격질환 셀프케어

상완이두근
Biceps brachii

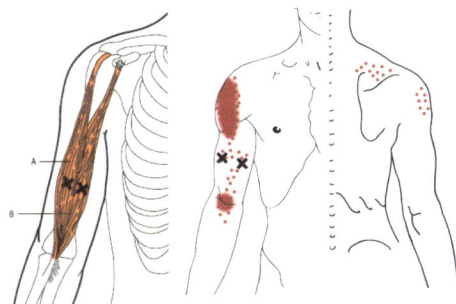

상완이두근 문제시 흔한 증상
1. 팔꿈치와 어깨 통증의 주원인
2. 승모근 상부와 어깨 전면부 통증
3. 내측 전완과 손으로 통증이 방사됨
4. 테니스에서 팔꿈치를 곧게 펴고, 손은 회외된 상태로 백핸드 스트로크를 구사할 때의 통증

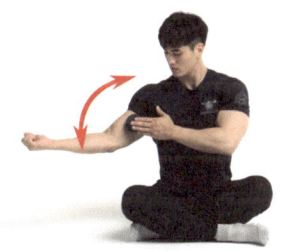
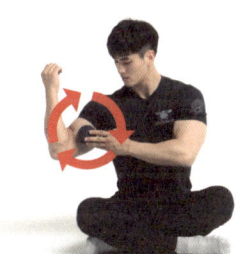

우리 몸에서 가장 많이 사용하지만, 관리가 잘안되는 부분 중 하나가 상완이두근이다. 남자들은 알통을 위해 운동으로 끊임 없이 괴롭히고, 남, 여, 노, 소 휴대전화를 사용하거나 일상생활에서 항상 쓰여 과사용으로 중간 부분의 통증과 기시 점인 어깨 전면 부위에 표재성 쑤시는 통증과 연관되며, 승모근 결림과 통증과 연관되기 때문에 상완이두에 장두와 단두 두 가지 모두를 팔을 접어다 피면서 마사지볼을 활용해 문질러 주어야 한다.

Tip 승모근이 올라가는 많은 원인 중 대주주가 바로 상완이두근이다. 과사용으로 짧아지면 팔의 무게가 증가하면서 부하가 같이 증가해서 승모근에 스트레스를 가한다.

Chapter 03
소방관에게 발생할 수 있는 대표적인 근골격질환 셀프케어

원회내근/방형회내근
Pronator Teres / Pronator Quadratus

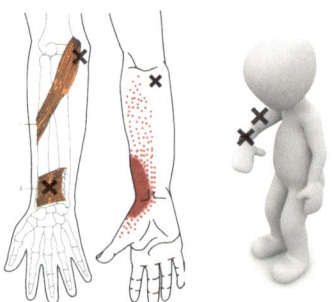

회내근 문제시 흔한 증상
1. 손목과 전완의 내측 깊은 쪽으로 통증을 방사한다.
2. 9□손목과 손바닥쪽 외측에 깊숙한 통증을 방사한다.
3. 팔짱을 끼는 습관은 회내근의 단축성 긴장을 유발한다.

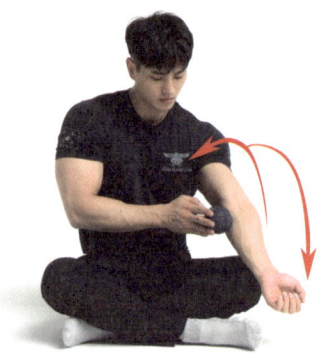
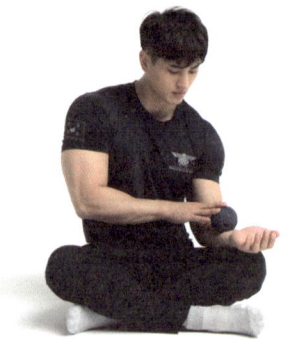

장시간 운전을 하거나 마우스를 오래 사용하면 주로 발생하는 통증 양상들로, 위의 두 근육을 함께 관리하는 것이 효과적이다. 마사지볼을 활용하여 원을 그리며 부드럽게 마사지해보자.

Tip 똑바로 선 자세를 정면에서 바라보았을 때 손 등이 보인다면 회내근이 단축되어 있을 수 있다. 회내근의 문제는 손목터널증후군과도 관련되기 때문에 꾸준히 관리하는 것이 좋다.

Chapter 03

소방관에게 발생할 수 있는 대표적인 근골격질환 셀프케어

Chapter 03 소방관에게 발생할 수 있는 대표적인 근골격질환 셀프케어

라운드숄더
Round shoulder

증상
어깨와 등이 자주 뭉치며 아프고 등이 뒤로 굽으면서 목과 허리 골반축이 무너진다. 어깨가 둥글게 말리며 어깨와 팔이 안으로 말린다.

정의
일자목 증후군과 거북목 증후군시 정상적인 목뼈의 정렬이 무너지면서 정상적인 목뼈에 비해 2~3배 큰 하중을 받게 되는데, 이를 완화시키기 위해서 어깨가 둥그렇게 안쪽으로 말리는 증상을 라운드 숄더라고 한다.

팔을 앞으로 뻗는 동작을 지속적으로 반복하거나 구부정한 자세로 오래 앉아 있을 경우, 잠을 옆으로 자는 경우 어깨가 둥글게 말릴 수 있다.

원인
-책상에 오래 앉아 있는 경우
-장시간 컴퓨터 앞에서 근무하는 업무형태
-턱을 들거나 괴는 자세
-높은 쿠션을 베고 누워있는 습관
-스마트폰을 장시간 사용하는 경우
-손을 주로 쓰는 직업(치과의사, 미용사, 네일아트)

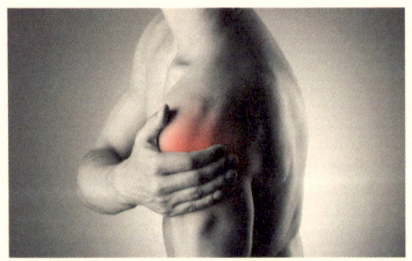

Chapter 03

소방관에게 발생할 수 있는 대표적인 근골격질환 셀프케어

승모근
Trapezius

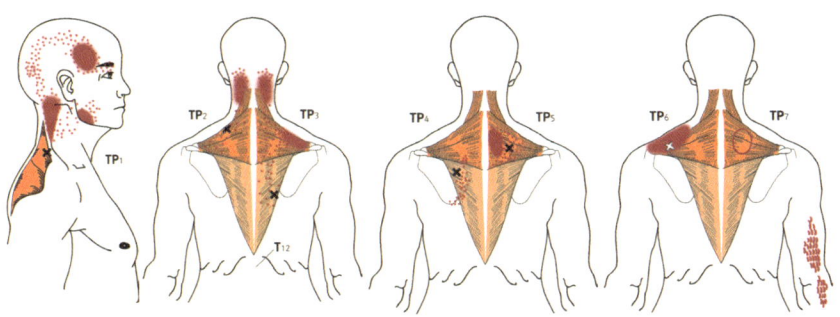

승모근 문제시 흔한 증상

1. TP1 : 후경부 외측, 하악각 부위 통증과 편두통과 연관
2. TP2 : 후두하 삼각부위 통증과 연관.
3. TP3 : 날개뼈 상부지역에 통증(하부 승모근 이완성 긴장)
4. TP4 : 날개뼈 내측연 지속적 통증을 유발.
5. TP5 : 거북목 증후군, 버섯 증후군과 연관된다.
6. TP6 : 견봉 부위에 통증이 유발.
7. TP7 : 동측 상완 외측에 "소름이 끼치는 듯한" 통증이 나타난다.

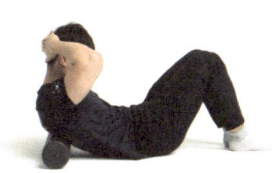 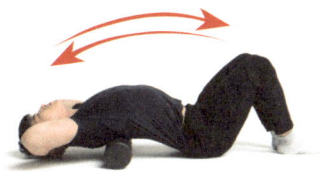

① 폼롤러를 등 뒤에 놓고 눕는다.
② 양손을 머리 뒤로 깍지를 끼고 등 중부를 눌리게 한다.
③ 머리와 몸의 정렬을 유지한 상태로 위 아래로 움직인다.
④ 응용 동작으로 가슴 앞에 양팔을 교차시켜 올려놓고 좌우로 움직인다.

Chapter 03

소방관에게 발생할 수 있는 대표적인 근골격질환 셀프케어

대흉근
Pectoralis Major

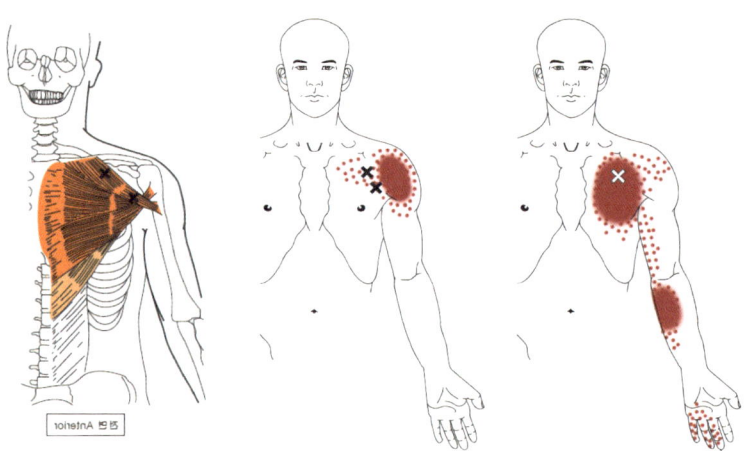

대흉근 문제시 흔한 증상
1. 쇄골지 : 전삼각근과 쇄골지 자체 통증
2. 흉골지 : 전흉부와 팔의 내측 통증
3. 늑골지 : 유두가 과민해지는 유방 압통 호소
4. 대흉근의 단축성 긴장이 승모근과 능형근의 만성적인 이완성 긴장을 유발
5. 좌측 대흉근 TP는 심장질환과 유사한 통증

대흉근은 총 3가지(쇄골지, 흉골지, 늑골지)로 구분되는데 어느 동작에서 통증을 호소 하는지에 따라 동작과 테크닉이 다르다. 기본적으로 쇄골에서 팔 쪽으로 쓸어 내리듯 문지르면 쇄골지가 마사지된다. 가슴 중앙에서 수평으로 하는 테크닉은 흉골지, 아래 가슴을 대각선으로 쓸어 올리거나 한 쪽 팔을 대각선으로 들고 하는 테크닉은 늑골지를 더 효과적으로 마사지할 수 있다.

Tip 대흉근의 통증은 흉골근(복장근)과 소흉근의 문제가 동반되는 경우가 많기 때문에 하나로 생각하고 근육을 풀어주어야 효과적이다.

Chapter 03

소방관에게 발생할 수 있는 대표적인 근골격질환 셀프케어

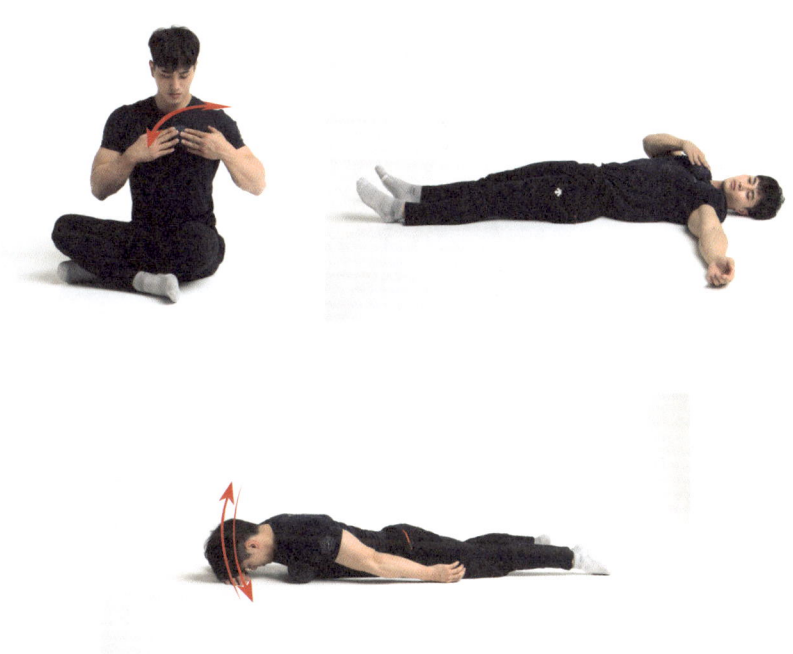

① 폼롤러를 가슴 외측 상부 대흉근 부위에 놓고 엎드린다.
② 팔을 뻗고 대흉근을 결 방향으로 움직이며 눌리게 한다.
③ 머리와 몸의 정렬을 유지한 상태로 팔을 위아래로 움직인다.
④ 대흉근의 뭉친 근육을 마사지 하듯이 풀어준다.

Chapter 03
소방관에게 발생할 수 있는 대표적인 근골격질환 셀프케어

광배근
Latissimus Dorsi

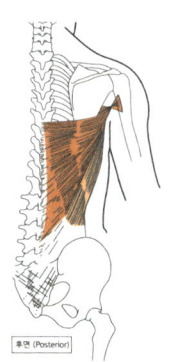
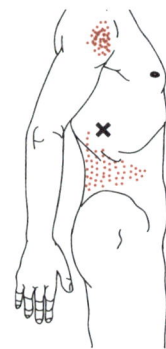
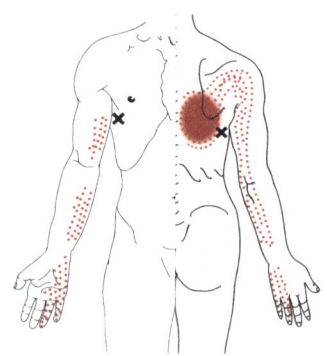

광배근 문제시 흔한 증상
1. 하부 등뼈와 허리뼈 후만, 골반 후방경사는 광배근의 약화와 관련된다.
2. 꼬리뼈 부위에 무거운 느낌이 든다.
3. 등뼈 중앙 부위와 날개뼈 하각의 통증과 연관된다.
4. 날개뼈을 하강시키는 기능 담당하는 중요한 근육이다.

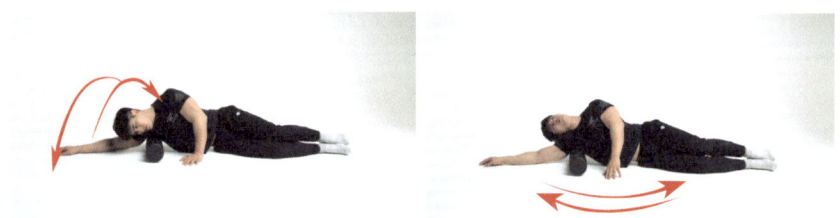

광배근 문제시 팔이 몸에 붙지 않는데, 그 모습이 부엉이와 유사하다.
어깨의 좌우 불균형 또한 광배근이 하나의 원인이기 때문에 고려해야 할 근육이다.

Tip 여성들의 광배근은 브래지어 끈에 의해 평생 압박받고 이로 인해 통증이 발생하는 경우가 많다.또한 옆구리 비만, 꼬리뼈 부분의 지방이 많이 끼는 것과도 관련이 깊다.

Chapter 03

소방관에게 발생할 수 있는 대표적인 근골격질환 셀프케어

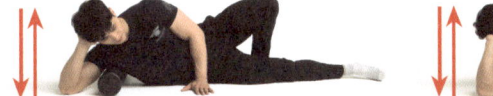
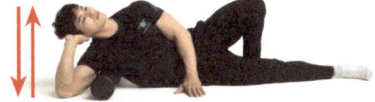

① 옆으로 누워 폼롤러를 겨드랑이 아래 놓는다.
② 몸을 앞 뒤로 움직이며 광배근을 마사지한다.
③ 머리와 몸의 정렬을 유지한 상태로 화살표 방향으로 움직인다.

Chapter 03 소방관에게 발생할 수 있는 대표적인 근골격질환 셀프케어

흉골근 / 복장근
Sternalis Muscle

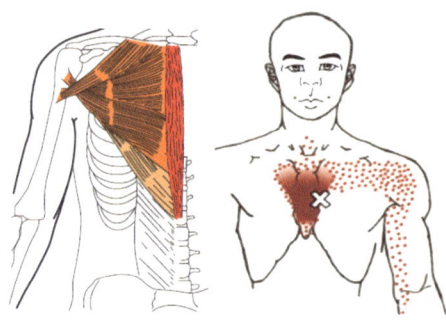

흉골근 문제시 흔한 증상
1. 스트레스 근육이라고 불리며, 화병과 연관된다.
2. 흉골부터 가슴, 팔꿈치 내측까지 통증이 발생 한다.
3. 복장근이라고도 불리며 "복장 터진다"라는 말이 여기서 유래된 것이다.

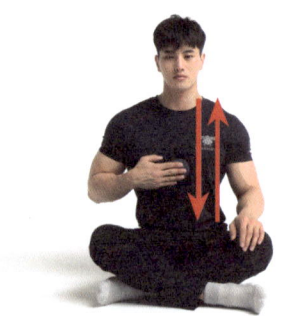

스트레스를 받으면 가슴이 답답해지는 이유가 바로 이 복장근 때문인데, 흉골 밑 깊숙한 부분에서 통증을 호소한다. 상부 가슴을 가로질러 어깨 전면, 위 팔 안쪽부터 팔꿈치 안쪽까지 뻗어가는 통증. 호흡 기능이 떨어지는 증상을 호소한다면 양쪽의 흉골근을 부드럽게 볼 마사지 해준다.

Tip 흉골근이 경직되어 있으면 연결된 복직근과 골반의 경사를 확인해보고 대퇴직근과 복직근의 백선을 함께 풀어주어야 더 효과적이다.

Chapter 03

소방관에게 발생할 수 있는 대표적인 근골격질환 셀프케어

삼각근
Deltoid

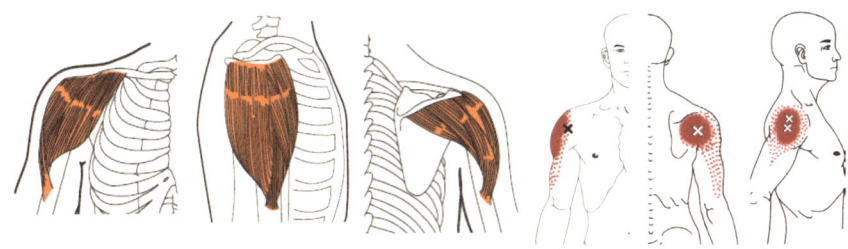

삼각근 문제시 흔한 증상
1. 삼각근은 팔과 어깨를 움직일 때 항상 작용하는 근육이다.
2. 전삼각근, 중삼각근, 후삼각근 자체에 통증을 방사한다.
3. 계속적인 삼각근 사용으로 인해, 항상 통증 유발점과 과민성 띠가 발생한다.
4. 삼각근의 만성적인 긴장 시 정지점에서 강한 경직과 TP를 확인할 수 있다.

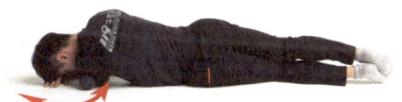 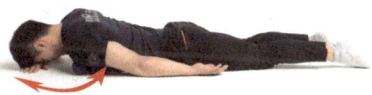

통증은 일반적으로 삼각근에 국한되며, 팔을 움직일 때 심해졌다가 휴식을 취하면 경감되는 경향이 있다. 대부분 과사용이 문제이며 특히 전면 삼각근의 과사용, 상완이두근 기시부 통증유발점 형성과 연관이 있기 때문에 자주 풀어주어야 한다. 측면과 후면 또한 관리가 필요하며 엎드리거나 누운 자세에서 스스로 관리할 수 있다.

Tip 머리가 앞으로 나오면 목이 받는 부하가 커진다. 마찬가지로 상완이두근의 과사용(사람들이 팔을 접고 다니는 것)은 어깨가 받는 부하를 증가시킨다.

Chapter 03
소방관에게 발생할 수 있는 대표적인 근골격질환 셀프케어

소흉근 · 쇄골하근
Pectoralis Minor, Subclavius

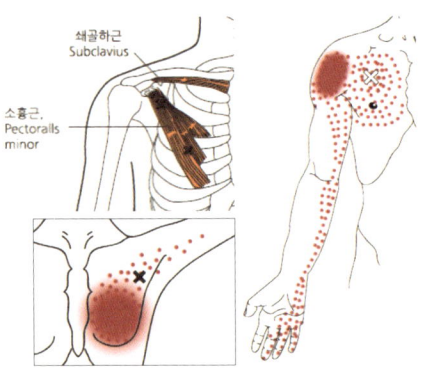

소흉근, 쇄골하근 문제시 흔한 증상
1. 심한 기침발작시 통증이 악화된다.
2. 전삼각근 부위에 강한 통증을 방사한다.
3. 오훼돌기 촉진시 통증을 호소한다.
4. 라운드숄더 체형에서 통증 발생이 현저하다.
5. 쇄골 아래부터 새끼~중지 손가락까지 통증을 방사한다.

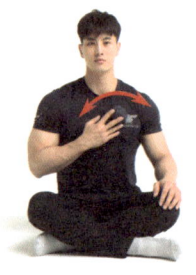 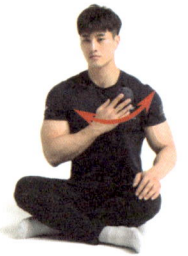 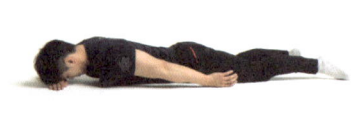

어깨 전면, 가슴 전체, 팔 안쪽 부위에 통증을 호소하는데 팔을 어깨 높이에서 전상방으로 또는 후방으로 뻗을 때 통증이 심해진다. 소흉근이 짧아지면서 신경과 혈관 압박 증상이 나타난다.(액와동맥 → 상완동맥 → 요골동맥) 소흉근의 결방향에 따라 가볍게 마사지볼을 이용해 문질러 준다.

Tip 쇄골 안쪽에 홈이 있고 물이 고인다는 "쇄골 미인"은 잘못된 체형의 예시로 볼 수 있다. 쇄골이 도드라지는 것은 쇄골하근의 단축으로 쇄골이 회전했을 때의 형상이기 때문이다.

Chapter 03

소방관에게 발생할 수 있는 대표적인 근골격질환 셀프케어

Chapter 03 — 소방관에게 발생할 수 있는 대표적인 근골격질환 셀프케어

슬개 대퇴 동통증후군
Patellofemoral pain syndrome

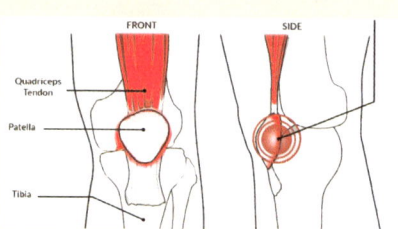

증상
무릎 전면 부위의 통증과 슬개골(무릎뼈) 밑부분 및 주변부에서 통증을 많이 느낀다. 주 증상은 통증이지만 경우에 따라서는 무릎에서 염발음(crepitus)이 나기도 하고 무릎의 움직임이 뻣뻣하다고 느낄 수도 있다. 통증 자체도 문제이지만 일상생활에서 무릎 통증으로 인한 삶의 질 저하가 더 큰 문제이다.
청소년층에서는 빠른 성장이 이루어지는 경우 무릎에 통증을 느낄 수 있다. 나이가 많은 연령층의 경우 관절의 뻣뻣함과 염발음을 호소하는 경우가 많다.

정의
무릎 앞쪽에 통증이 발생하는 모든 질환을 의미하며 특히 달리기, 높이뛰기, 스키, 사이클 및 축구 선수들에서 흔히 보여 러너(runner)의 무릎이라고 부르기도 한다. 전슬개동통 증후군, 슬개대퇴관절 부정렬 증후군 및 슬개골 연골연화증(연골이 말랑해지는 것) 등이 속한다.

원인
슬개골의 부정렬(무릎 중앙에 있지 못하고 주로 바깥쪽으로 쏠림), 완전 또는 부분 탈구, 외상, 허벅지 근육의 약화, 불균형 및 긴장, 평발 등이 원인이 된다. 무릎을 굽히고 펴는 동작을 많이 반복하는 경우 통증 발생이 심하다.

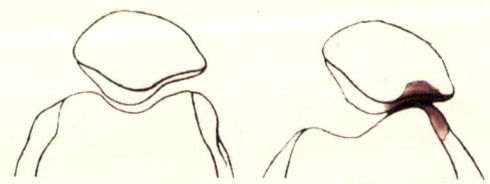

Chapter 03 소방관에게 발생할 수 있는 대표적인 근골격질환 셀프케어

대퇴직근 / 중간광근
Rectus femoris / Vastus intermedius

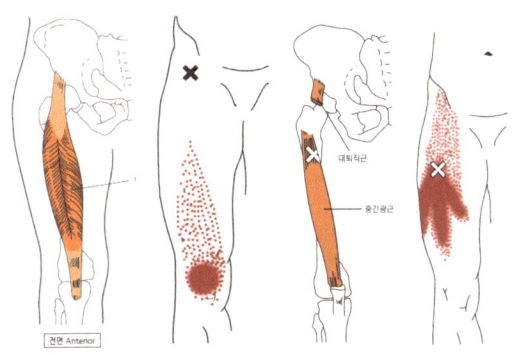

대퇴직근, 중간광근 문제시 흔한 증상
1. 대퇴 상부에 발생한 통증 유발점이 슬관절 통증을 유발한다.
2. 대퇴직근 문제시 계단을 내려갈 때 무릎 전면으로 통증을 호소한다.
3. 중간광근의 발통점은 대퇴직근 아래 숨겨져 있다.
4. 중간광근의 문제가 원인이 되어 계단을 올라가기 힘들 수 있다.

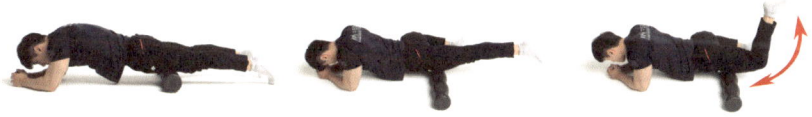

① 폼롤러를 허벅지 상부에 놓고 엎드린다.
② 가볍게 체중을 이용하여 골반 앞부분을 눌리게 한다.
③ 머리와 몸의 정렬을 유지한 상태로 화살표 방향으로 움직인다.
④ 대퇴직근을 풀고난 후 무릎을 접어 중간광근을 폼롤러에 노출시킨다.
⑤ 무릎을 굽혔다 펴는 동작을 반복하면서 더 효과적으로 풀어줄 수 있다.

Chapter 03 소방관에게 발생할 수 있는 대표적인 근골격질환 셀프케어

일상생활에서 가장 많이 발생하는 통증 중 하나가 계단을 올라가거나 내려갈 때 발생하는 무릎 통증인데, 대부분 대퇴사두근 중에 이 두 근육의 문제시 발생한다. 골반의 바로 앞에서부터 슬개골까지 전체적인 근육을 풀어주어야 한다.

Tip 대퇴직근의 문제는 허리 통증의 원인 중에 하나이기도 하며 골반이 전방 경사가 되는 주원인이다. 장요근 스트레칭 전 대퇴사두근 스트레칭 및 근막 이완을 먼저 실행주어야 한다.

Chapter 03
소방관에게 발생할 수 있는 대표적인 근골격질환 셀프케어

내측광근 / 외측광근
Vastus Medialis, Lateralis

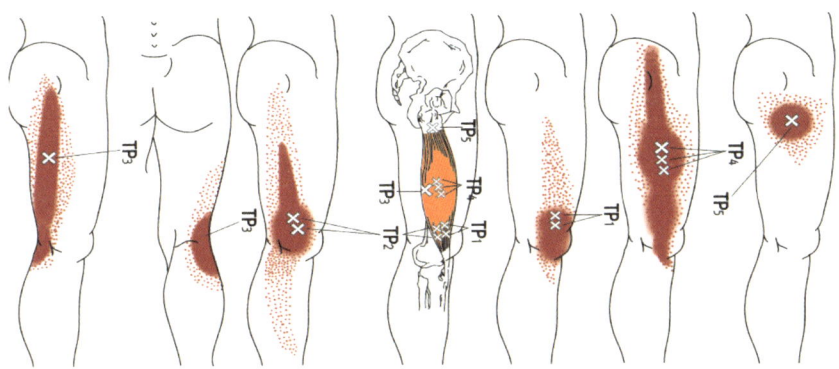

내/외측광근 문제시 흔한 증상
1. 무릎 전 내측에 통증, 열감도 동반
2. 통증보단 무릎의 기능적인 약화를 일으킨다.
3. 무릎 외측 통증 일으키고, 누르면 시큰한 느낌
4. 무릎의 후 외측까지 통증이 방사

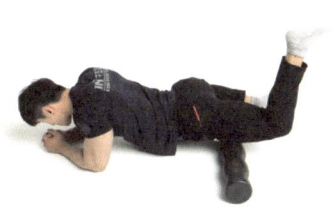 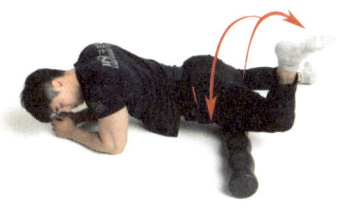

① 폼롤러를 허벅지 중간부에 놓고 엎드린다.
② 가볍게 체중을 이용하여 중부, 하부(내측,외측)를 눌리게 한다.
③ 머리와 몸의 정렬을 유지한 상태로 좌우 방향으로 움직인다.
④ 무릎의 슬개골 양옆의 내측광근과 외측광근을 마사지 하듯이 풀어준다.

Chapter 03 소방관에게 발생할 수 있는 대표적인 근골격질환 셀프케어

내/외측광근에 문제가 생기면 내측으로 열감이나 부종이 발생하기도 하고 불안정성의 원인이 된다. 무릎의 얘기치 못한 근력 약화와 무릎 꺾이는 증상의 원인이기도 하다. 내측광근은 내전근과 함께, 외측광근은 TFL과 중둔근과 함께 풀어주어야 더 효과적이다. 폼롤러나 땅콩 볼을 활용해 무릎을 접고 좌우로 움직여 주면서 풀어준다.

Tip 무릎 불안정성은 이외에도 슬와근의 문제일 수 있으므로 같이 관리해 주어야 한다.

Chapter 03 소방관에게 발생할 수 있는 대표적인 근골격질환 셀프케어

슬와근
Popliteus

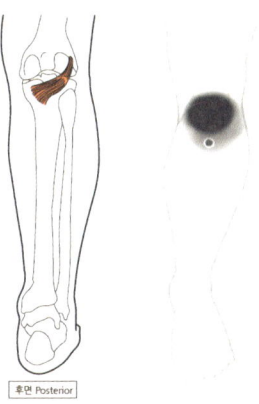

후면 Posterior

슬와근 문제시 흔한 증상
1. 내리막길 시 통증 (대퇴골이 앞으로 튀어 나가는 것을 제어)
2. 종아리 아래쪽 저림 증상 관련 (경골신경)
3. 무릎을 펼 때 통증이 발생
4. 통증으로 인해 무릎을 구부리기 힘듦 (쪼그리기 자세가 불가능)

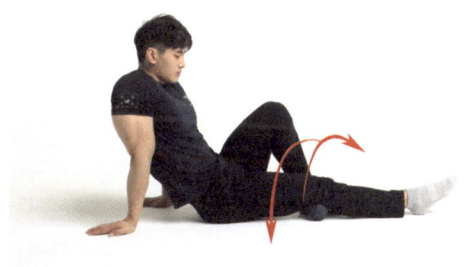

계단을 오르거나 런지 같은 동작을 할 때 무릎이 좌우로 흔들리며 꺾이거나 통증이 생기는 경우, 걷기 초기 동작 중 통증 발생 시 슬와근에 문제인 경우가 많다.

Tip 퇴행성 관절염 환자는 슬와근 문제로 아침에 최초 보행이 힘들 수 있으며, 슬와근 건변증이 있을 때는 무릎 외측부 통증이 발생할 수 있다.

Chapter 03

소방관에게 발생할 수 있는 대표적인 근골격질환 셀프케어

족저근막염
Plantar fasciitis

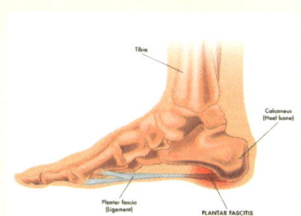

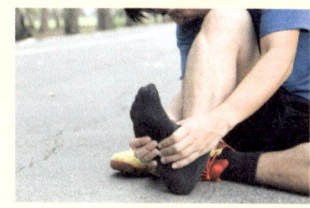

증상

족저근막염은 임상적으로 흔한 질환이며, 성인 발뒤꿈치 통증의 가장 흔한 원인이다. 남자보다 여자에게서 2배 정도 더 많이 발생한다. 대부분 발뒤꿈치 내측의 통증을 느끼며, 발의 안쪽까지도 통증이 나타난다. 특징적인 점은 아침에 처음 몇 걸음을 걸을 때 수면 중에 수축되어 있던 족저근막이 펴지면서 심한 통증을 느끼게 된다. 오랜 시간 걷거나 서 있어도 통증이 증가하는 경향이 있다. 이러한 증상과 통증의 강도는 처음 발생 이후로 일정 기간 점진적으로 심해지며, 보행에 장애가 생기면서 무릎이나 고관절, 척추에도 문제를 발생시킬 수 있다.

원인
- 과체중이거나 하이힐을 신은 경우
- 발바닥 모양이 평평하거나 너무 오목하게 굴곡진 경우
- 발뒤꿈치의 지방패드가 적어지는 중년 이후– 순간적으로 족저근막이 강하게 늘어나 펴지면서 손상을 받은 경우
- 족저근막 아래로 지나는 지배신경이 포착된 경우
- 아킬레스건이 긴장되어 있거나 종아리 근육이 단축된 경우
- 반복된 손상과 회복 과정에서 발뒤꿈치뼈의 돌기가 자라난 경우

정의

족저근막염(plantar fasciitis)이란 발바닥 근육을 감싸고 있는 막에 생긴 염증을 말한다. 발뒤꿈치뼈의 전내측과 다섯 발가락뼈를 이어 주는 족저근막은 발의 아치를 유지하고 발바닥이 받는 충격을 흡수하는 역할을 한다. 족저근막에 반복적으로 미세한 손상이 일어나면서 염증이 발생한 것을 '족저근막염'이라고 한다.

Chapter 03 소방관에게 발생할 수 있는 대표적인 근골격질환 셀프케어

전경골근
Tibialis Anterior

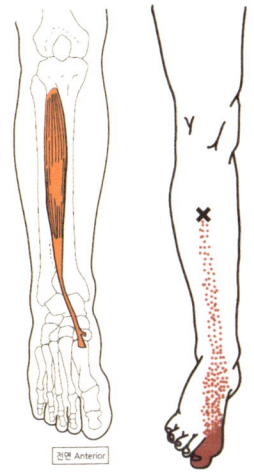

전경골근 문제시 흔한 증상
1. 발목과 엄지발가락 통증(장무지신근 영향)
2. 무릎을 오래 꿇고 있다 일어나면 저림 증상(비골신경)
3. 몸의 체중지지에 중요한 근육이기 때문에 잦은 문제로 정강이 통증
4. 체대 입시준비생, 운동선수 등 많이 뛰고, 점프 동작이 많은 직업군들의 흔한 정강이 통증 야기 (피로골절, M.T.S.S)

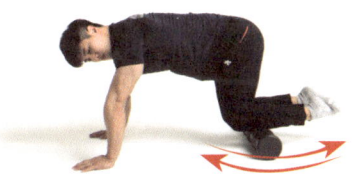 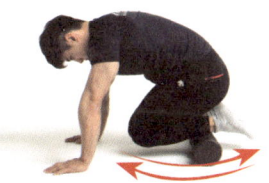

전경골근의 약화는 비복근과 가자미근의 과사용으로 종아리가 커지는 문제의 주원인이다. 발목을 당기는 기능이 약해져서 쉽게 피로해지고 발목의 불안정성을 야기하기 때문에 근막이완과 운동을 함께 병행해야한다. 정강이 뼈를 피해 사선으로 마사지볼이나 폼롤러를 이용해 부드럽게 롤링하여 마사지 한다.

Tip 쪼그려 앉기가 안되는 원인도 바로 이 전경골근의 약화문제이다. 발목 당기기 운동이나 한발로 하는 스쿼트, 밸런스 트레이닝을 통해 이를 개선해 주어야 한다.

Chapter 03

소방관에게 발생할 수 있는 대표적인 근골격질환 셀프케어

비골근
Peroneus Muscle

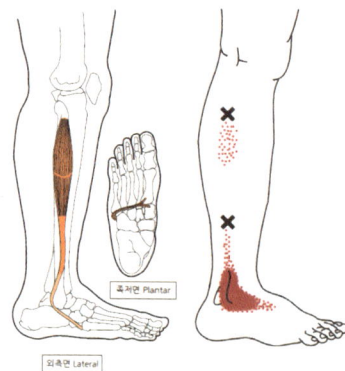

비골근 문제시 흔한 증상
1. 발목 염좌 후 복숭아 뼈 바깥쪽 통증 호소
2. 문제 시 전경골근의 통증도 수반
3. 평발 시 통증 유발
4. 복숭아 뼈 뒤로 힘줄 통증 원인
5. 단축보단 약화의 문제가 더 큰 근육
6. 보행시 절룩거림

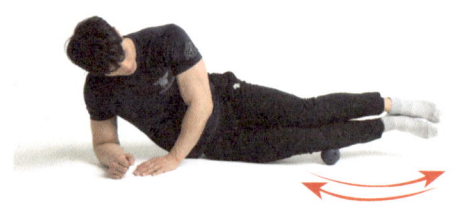

비골근은 발목의 안정성에 중요한 근육이다. 한번 다친 발목은 또 다시 다치게되는데, 비골근의 손상이 원인이다. 비골근에 가해지는 스트레스가 누적되면 만성 발목 불안정성으로 문제가 커질 수 있는데, 심한 경우 수술이 필요하다. 무릎 아래 종아리 측면에서 복숭아뼈 방향으로 마사지 해준다.

Tip 장비골근의 문제는 발 뒤꿈치 내측, 외측에 굳은살이 생기는 원인이다.

Chapter 03

소방관에게 발생할 수 있는 대표적인 근골격질환 셀프케어

제3비골근
Peroneus Tertius

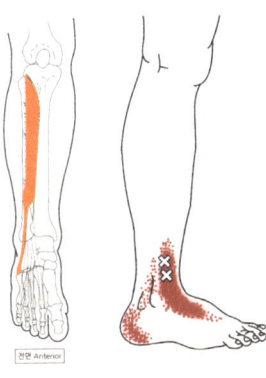

제3비골근 문제시 흔한 증상

1. 염좌 후 발목 외측과 뒤꿈치에 대한 통증의 원인
2. 발목 염좌 시 비교적 잘 회복되지 않는 부위, 특별 관리 필요
3. 독립적 통증 보단 단비골근의 TP와 함께 발생
4. 발목의 안정성에 중요한 근육

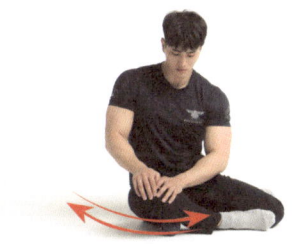
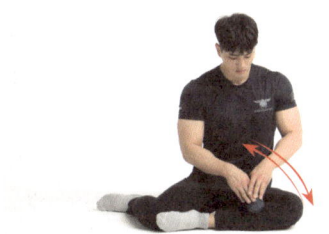

제3비골근은 근육 힘의 문제 보다는 발목의 조절 작용을 하는 문제가 더욱 크고, 한번 삔 발목은 또 다시 삐는 증상을 확인할 수 있는데 그 원인이 제3비골근에 있다. 복숭아뼈 바로 위에 위치한 부위를 부드럽게 마사지 해준다.

Tip 하이힐을 신고 발목을 접지를 경우 제3비골근이 심하게 손상될 수 있다.

Chapter 03
소방관에게 발생할 수 있는 대표적인 근골격질환 셀프케어

후경골근
Tibialis Posterior

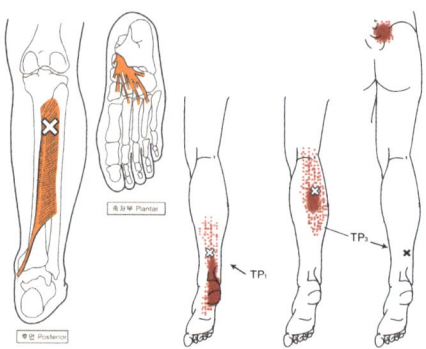

제3비골근 문제시 흔한 증상
1. 염좌 후 발목 외측과 뒤꿈치에 대한 통증의 원인
2. 발목 염좌 시 비교적 잘 회복되지 않는 부위, 특별 관리 필요
3. 독립적 통증 보단 단비골근의 TP와 함께 발생
4. 발목의 안정성에 중요한 근육

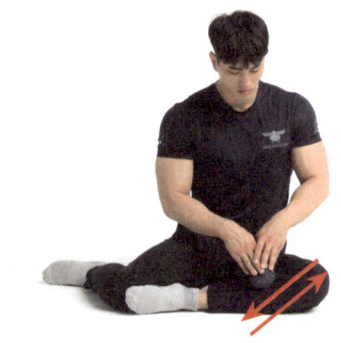

후경골근에 문제가 생기면 주로 아킬레스건에 연관된 통증이 발꿈치와 발바닥, 종아리 뒤 전체 까지 영향을 미쳐, 달리거나 걸을 때 마다 통증을 호소 하는 경우가 많이 있다.

종아리 후면에서는 비복근이나 가자미근 때문에 후경골근을 직접 풀어주는 것이 어렵다. 따라서 측면으로 접근하는 것이 좋다.

Tip 후경골근의 기능 부전은 발의 형태 변형을 야기하고 평발과 같은 근육 장애가 나타날 수 있다.

Chapter 03

소방관에게 발생할 수 있는 대표적인 근골격질환 셀프케어

발바닥 근육들
Sternalis Muscle

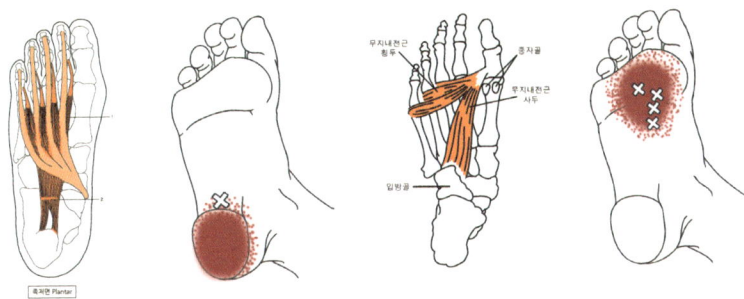

발바닥근 문제시 흔한 증상
1. 발바닥 뒤꿈치에만 통증이 방사됨
2. 종족골두 부근에서 푹신한듯한 무딘 느낌과 부은 느낌
3. '무지외반증' 과 관련 있는 근육
4. 보조기를 사용했는데 오히려 발바닥 원위부에 강한 통증

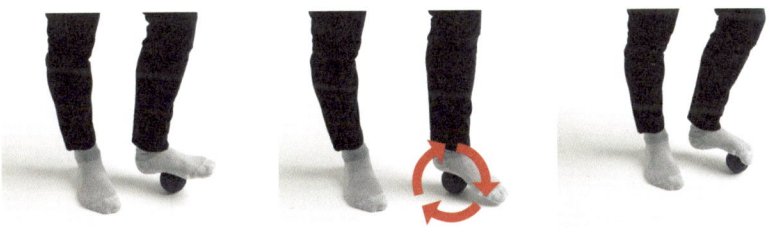

족저근막은 발 뒤꿈치에서 발가락 앞까지 발바닥을 싸고 있고, 두껍고 강한 섬유띠로 구성된 조직이다. 또한 수십개의 뼈로 이루어진 발을 지탱하고, 걷거나 뛸 때 발바닥에 가해지는 충격을 흡수하여 발의 탄력과 안정성을 유지하는 중요한 역할을 한다. 이러한 발바닥 근육에 문제가 생기면 발바닥 가운데 부분이 아닌, 발 뒤꿈치의 앞부분 T.P 표시와 발바닥 앞축의 T.P 표시 부분을 풀어준다.

04

소방관을 위한
셀프예방운동법

- 허리통증에 좋은 예방운동 프로그램
- 목, 어깨에 좋은 예방운동 프로그램

Chapter 04 소방관을 위한 셀프예방운동법

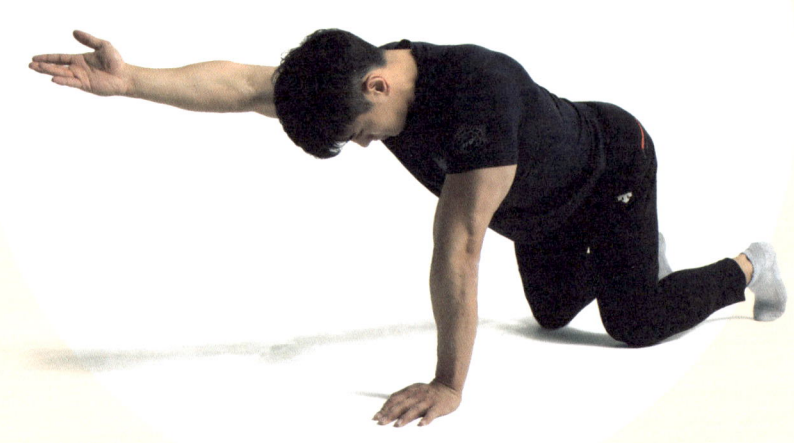

허리통증에 좋은 예방운동 프로그램

소방관을 위한 셀프예방운동법

허리통증 예방을 위한 예방운동프로그램입니다.

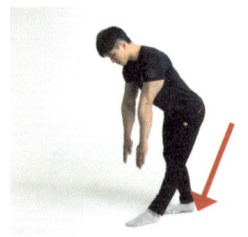 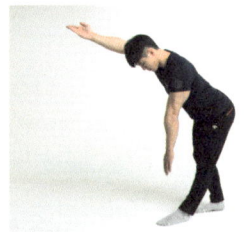 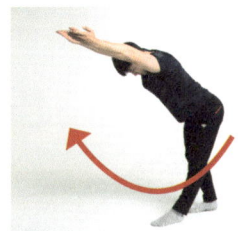

① 앞다리를 곧게 세우고 허리를 펴서 허벅지 뒷근육이 늘어남을 느낀다.
② 한 손을 앞으로 들어 올린 뒤 반대 손을 들어올린다.

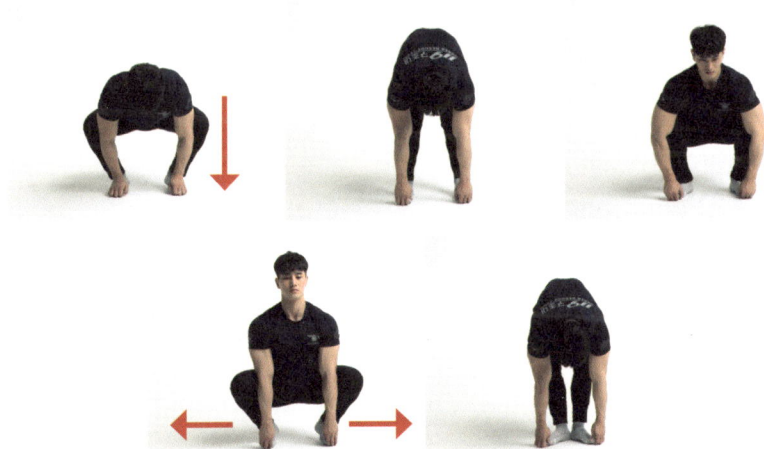

① 양발 끝을 잡고 앉는다.
② 손을 유지한 상태로 무릎을 펴서 허벅지 뒷근육이 늘어남을 느낀다.
③ 양 팔을 무릎 안쪽으로 넣어 다시 앉는다.
④ 허리를 곧게 세우고 팔로 무릎을 밖으로 밀어준다.
⑤ 손을 유지한 상태로 무릎을 편다.

Chapter 04

소방관을 위한 셀프예방운동법

허리통증 예방을 위한 예방운동프로그램입니다.

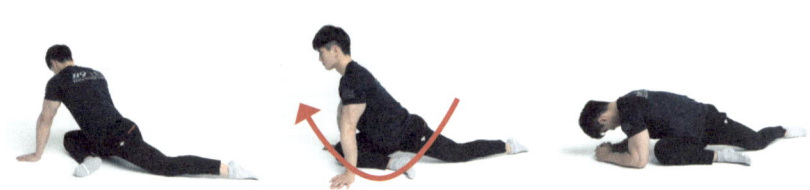

① 오른 다리를 구부린 상태로 양 손으로 바닥을 밀어 지지한다
② 손과 몸통을 오른쪽으로 회전시킨다.
③ 상체를 앞으로 숙여 엉덩이 부위가 늘어남을 느낀다.

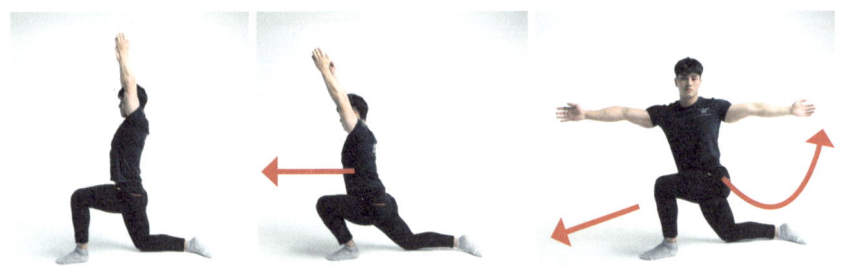

① 왼쪽 무릎을 꿇고 오른쪽 다리를 앞으로 내밀어 바로 선다.
② 상체를 앞으로 기울여 왼쪽 허벅지 앞쪽이 늘어남을 느낀다.
③ 손을 옆으로 벌려 더 강한 늘어남을 느낀다.

Chapter 04

소방관을 위한 셀프예방운동법

허리통증 예방을 위한 예방운동프로그램입니다.

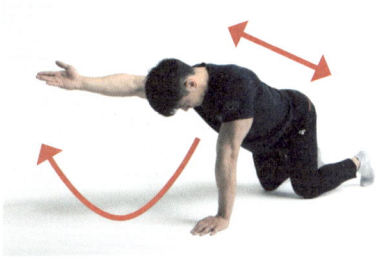 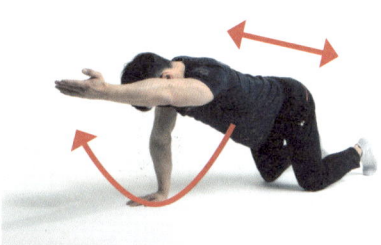

① 양 무릎을 꿇고 지면으로부터 무릎을 1cm 올린다.
② 왼손으로 바닥을 밀어내며 오른손을 들어올린다.

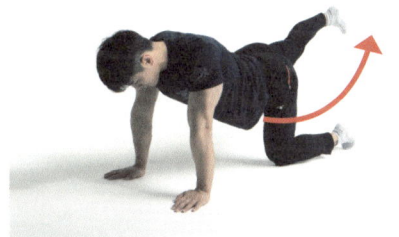 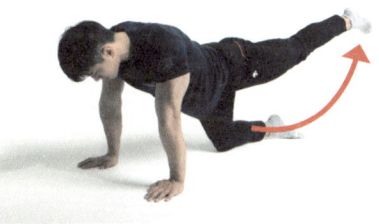

① 양 무릎을 꿇고 지면으로부터 무릎을 1cm 올린다.
② 양손으로 바닥을 지지하며 오른다리를 천천히 들어올린다.

Chapter 04 소방관을 위한 셀프예방운동법

허리통증 예방을 위한 예방운동프로그램입니다.

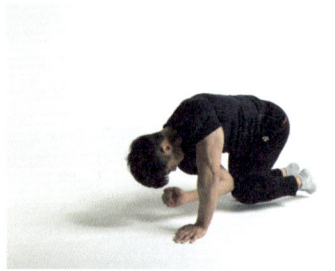
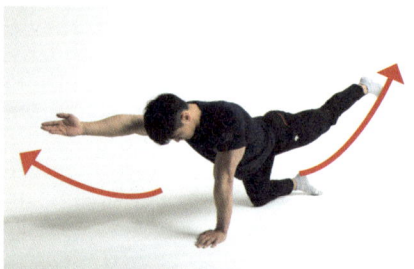

① 왼손과 오른 무릎으로 바닥을 지지한다.
② 오른 팔꿈치와 왼 무릎을 닿게끔 한다. 이때 허리를 최대한 곧게 유지한다.
③ 오른손을 들어올리고 왼다리를 들어올린다.

Chapter 04 소방관을 위한 셀프예방운동법

목, 어깨에 좋은
예방운동 프로그램

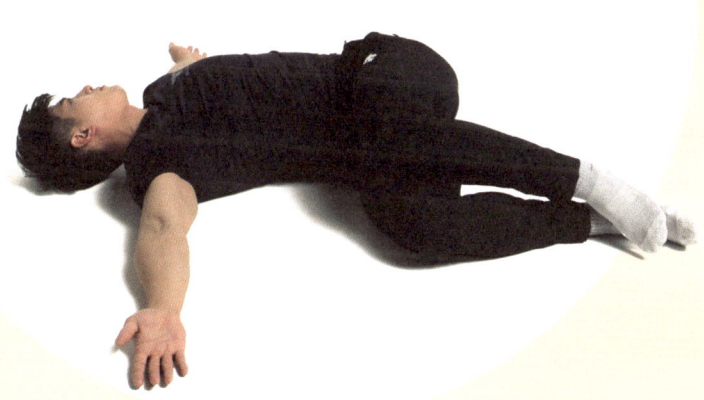

Chapter 04

소방관을 위한 셀프예방운동법

목, 어깨 통증을 예방하기 위한 예방운동프로그램입니다.

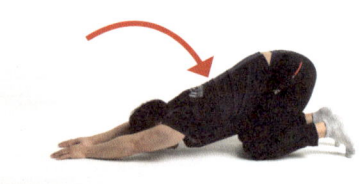

① 팔꿈치와 무릎을 바닥에 위치시킨다.
② 천천히 엉덩이를 발쪽으로 내려가며 팔꿈치로 바닥을 누른다.
③ 등이 펴지는 느낌을 받으며 호흡을 뱉는다.

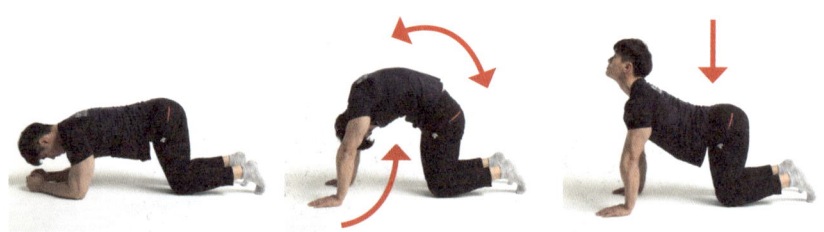

① 양손과 무릎을 바닥에 위치시킨다.
② 배꼽을 척추 방향으로 잡아당기며 등을 둥글게 말아준다.
③ 천천히 배를 바닥쪽으로 내밀며 등을 펴준다.

소방관을 위한 셀프예방운동법

목, 어깨 통증을 예방하기 위한 예방운동프로그램입니다.

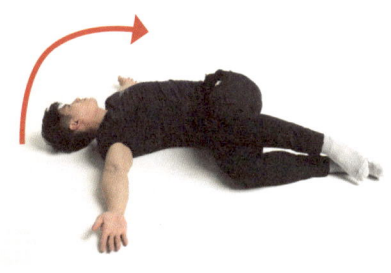 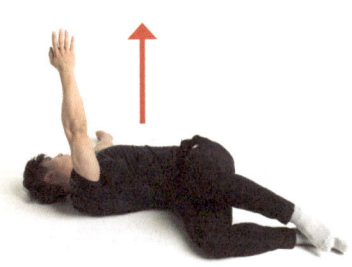

① 오른쪽을 바라보고 누운뒤 무릎은 90도를 만든다.
② 왼손을 반대쪽으로 최대한 넘긴다.
③ 오른손을 최대한 하늘로 뽑아 올려준다.

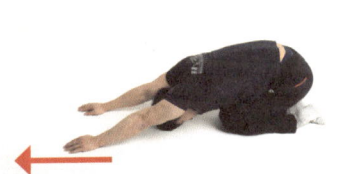 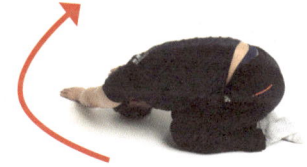

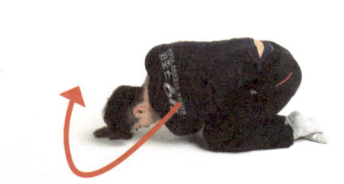 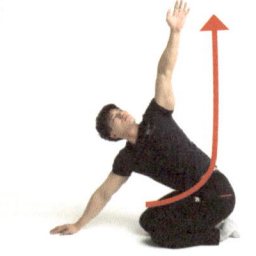

① 무릎을 꿇고 엎드린 뒤에 양 손을 최대한 멀리 보내준다.
② 손과 몸통을 오른쪽으로 이동 시켜 왼쪽 등과 옆구리가 늘어남을 느낀다.

Chapter 04 소방관을 위한 셀프예방운동법

목, 어깨 통증을 예방하기 위한 예방운동프로그램입니다.

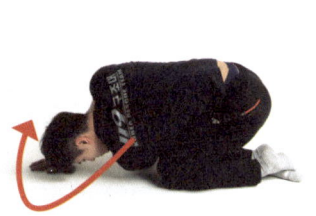 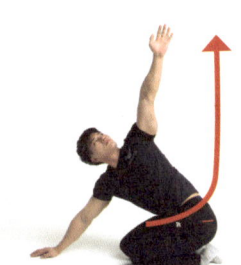

① 무릎을 꿇고 오른손을 지지한 뒤에 왼손을 오른 겨드랑이 사이로 최대한 멀리 밀어준다.
② 왼손을 반대쪽으로 뽑아 올리며 최대한 엉덩이를 고정한다.

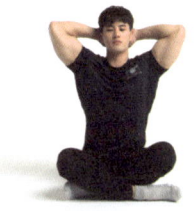 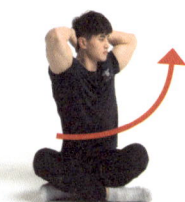 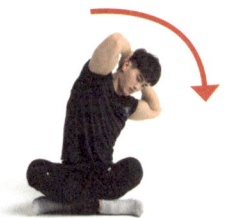

① 앉은 상태에서 머리 뒤로 깍지를 끼고 어깨를 끌어내린다.
② 몸통을 최대한 오른쪽으로 회전시킨다.
③ 호흡을 뱉으며 옆으로 몸을 구부린다.

Chapter 04

소방관을 위한 셀프예방운동법

목, 어깨 통증을 예방하기 위한 예방운동프로그램입니다.

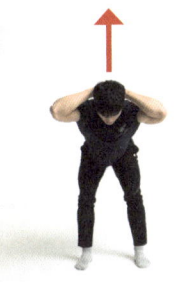 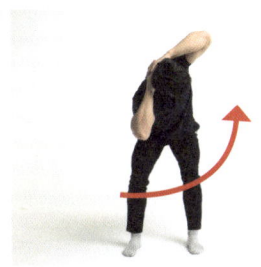 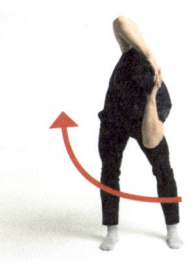

① 골반 넓이로 다리를 벌려 선 후 머리 뒤로 깍지를 낀다.
② 몸을 곧게 세운 상태에서 오른쪽, 왼쪽으로 회전시킨다.

05

부록

— 추천도서 안내

전문가 완성을 위한 필독서

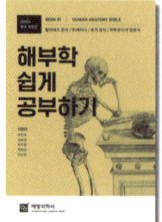

해부학 쉽게 공부하기

박민주 외 4명 지음
예방의학사
12,000원

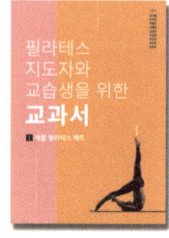

필라테스 지도자와 교습생을 위한 교과서 1

[재활필라테스 매트]

국제재활코어필라테스협회 지음
예방의학사
45,000원

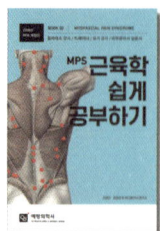

MPS 근육학 쉽게 공부하기

김보성 외 4명 지음
예방의학사
12,000원

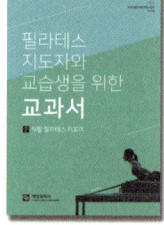

필라테스 지도자와 교습생을 위한 교과서 2

[재활필라테스 리포머]

국제재활코어필라테스협회 지음
예방의학사
45,000원

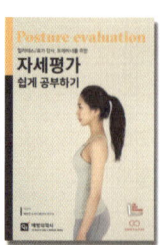

자세평가 쉽게 공부하기

백형진 외 3명 지음
예방의학사
15,000원

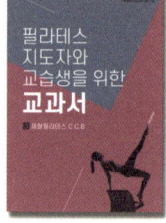

필라테스 지도자와 교습생을 위한 교과서 3

[재활필라테스 C.C.B]

국제재활코어필라테스협회 지음
예방의학사
45,000원

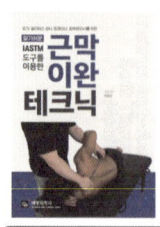

근막이완 테크닉

백형진 외 9명 지음
예방의학사
15,000원

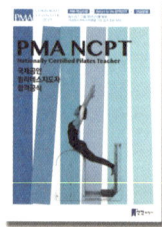

PMA-NCPT 합격공식

박상윤 외 명 지음
예방의학사
12,000원

전문가 완성을 위한 필독서

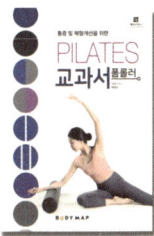

폼롤러 필라테스 교과서

백형진 외 7명 지음
예방의학사
12,000원

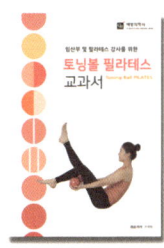

토닝볼 필라테스 교과서

이국화 외 14명 지음
예방의학사
15,000원

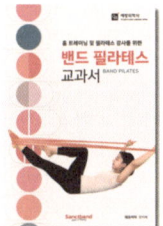

밴드 필라테스 교과서

양지혜 외 6명 지음
예방의학사
15,000원

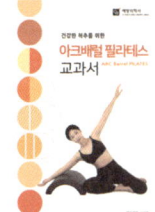

아크배럴 필라테스 교과서

이미령 외 13명 지음
예방의학사
15,000원

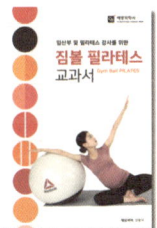

짐볼 필라테스 교과서

양흥석 외 6명 지음
예방의학사
15,000원

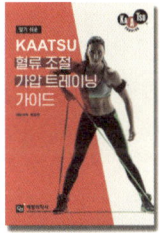

KAATSU 혈류 조절 가압 트레이닝 가이드

박호연 외 8명 지음
예방의학사
15,000원

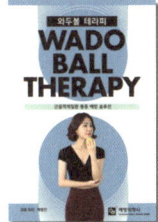

와두볼 테라피

백형진 외 9명 지음
예방의학사
10,000원

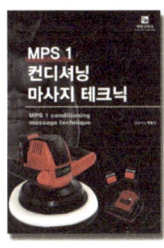

MPS 1 컨디셔닝 마사지 테크닉

백형진 외 4명 지음
예방의학사
10,000원

전문가 완성을 위한 필독서

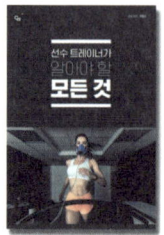

선수 트레이너가
알아야 할 모든 것

백형진 외 54명 지음
예방의학사
15,000원

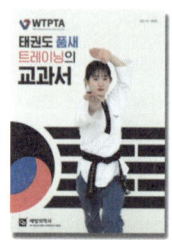

태권도 품새
트레이닝의 교과서

전민우 외 7명 지음
예방의학사
20,000원

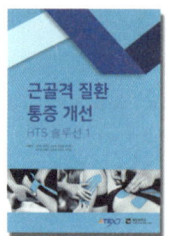

근골격 질환 통증 개선
HTS 솔루션 1

서다운 외 9명 지음
예방의학사
20,000원

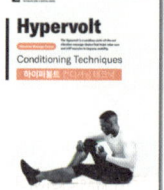

하이퍼볼트
컨디셔닝 테크닉

백형진 외 6명 지음
예방의학사
10,000원

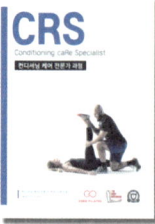

컨디셔닝 케어 전문가 과정

박주형 지음
신진의학사
비매품

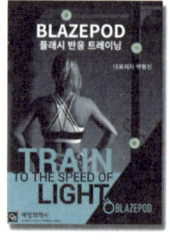

BLAZEPOD
플래시 반응 트레이닝

백형진 외 9명 지음
예방의학사
10,000원

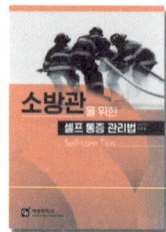

소방관을 위한
셀프 통증관리법

박주형 외 9명 지음
예방의학사
12,000원

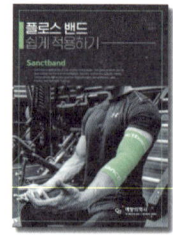

플로스밴드 쉽게 적용하기

김성언 외 7명 지음
예방의학사
15,000원

전문가 완성을 위한 필독서

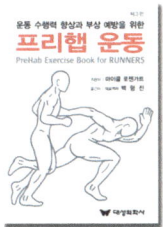

프리햅 운동

마이클 로젠가트 지음
백형진 외 10명 옮김
대성의학사
50,000원

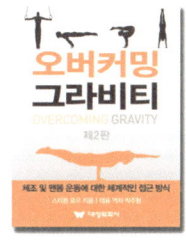

오버커밍 그라비티

스티븐 로우 지음
박주형 외 22명 옮김
대성의학사
45,000원

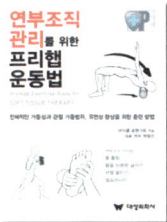

연부조직 관리를 위한
프리햅 운동법

마이클 로젠가트 지음
백형진 외 10명 옮김
대성의학사
16,000원

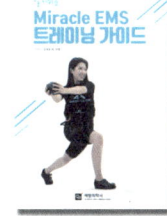

Miracle EMS
트레이닝 가이드

김경호 외 16명 지음
예방의학사
15,000원

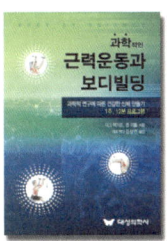

과학적인 근력운동과 보디빌딩

더그 맥거프, 존 리틀 지음
김성언 외 16명 옮김
대성의학사
30,000원

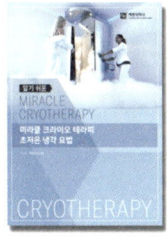

Miracle 크라이오 테라피
초저온 냉각 요법

백형진 외 6명 지음
예방의학사
20,000원

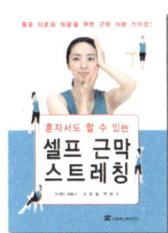

셀프 근막 스트레칭

타케이 히토스 지음
김효철, 백형진 옮김
신흥메드싸이언스
15,000원

소방관을 위한
셀프 통증 관리법
Self-care Tips